Homemade Cold Pressed Juice

新鮮冷壓蔬果汁
10 種營養素在這杯！

岩本惠美子

瑞昇文化

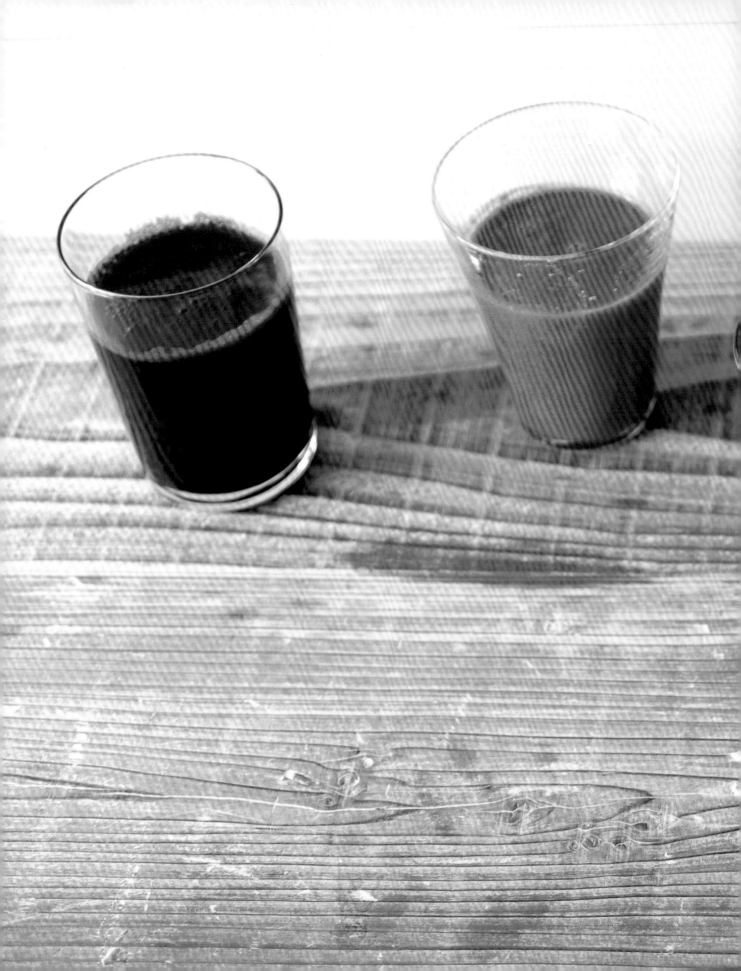

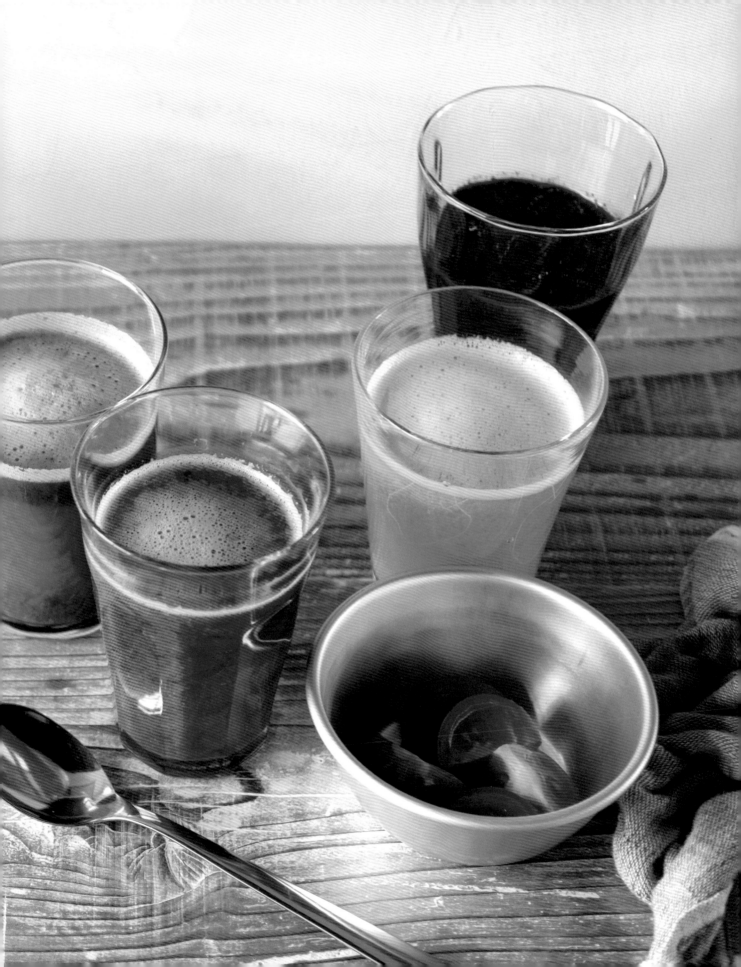

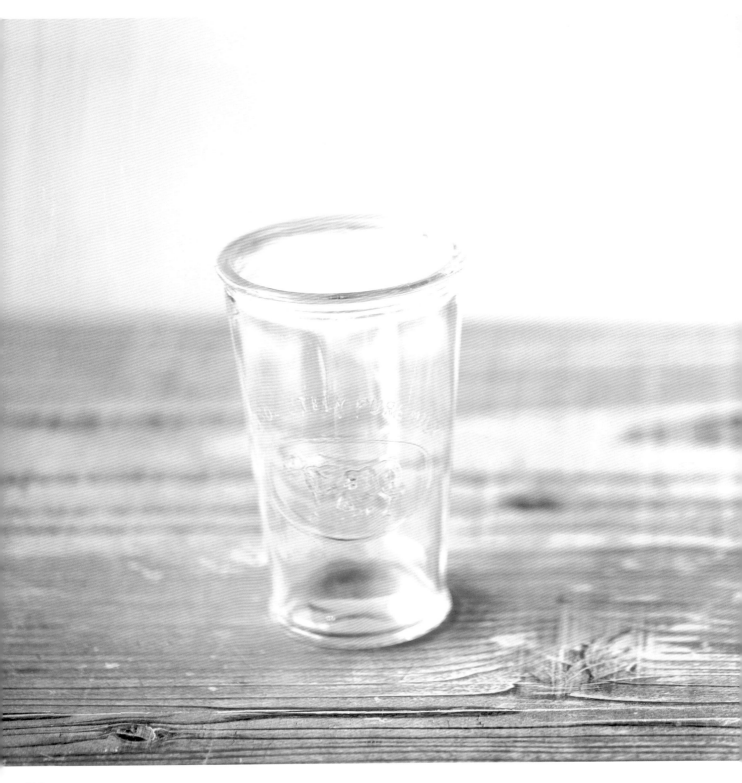

快樂的持續下去，冷壓蔬果汁

　　飲食，與健康、美容有直接且密不可分的關係，因此流行得快，退燒得也快。有這種感覺的人，應該不只我一人吧！

　　由於工作上的需要，基本上我會試著接受並嘗試，但最後是否採用，判斷的基準則在於自己內心的意願。五花八門的飲食中，突如其來有某種東西會特別吸引我，常常讓我因此身陷其中。符合心中的標準且又能持之以恆的，就是冷壓蔬果汁（Cold pressed juice），也可說是天然未加工的蔬果原汁（Raw juice）。

　　我喜歡從一杯果汁中就能攝取大量的酵素、維生素及礦物質等各種營養素。而且製成果汁後剩餘的蔬果渣也不需要丟棄，還能夠加以活用在料理中，既不會製造垃圾，也不會造成浪費。

　　能夠為自己減壓、為家人帶來健康，我對於能夠引進如此正向的飲食習慣感到相當自豪。

　　這本書並不是特地用來減肥排毒，而是希望能夠將冷壓蔬果汁新的魅力所在介紹給大家，讓大家可以更輕鬆、更持之以恆的享受健康又美味的冷壓蔬果汁。

岩本惠美子

Table of contents

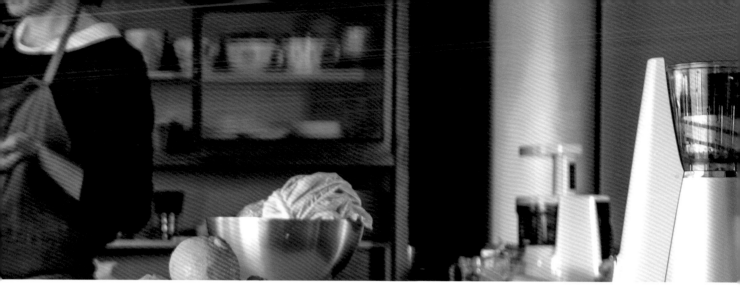

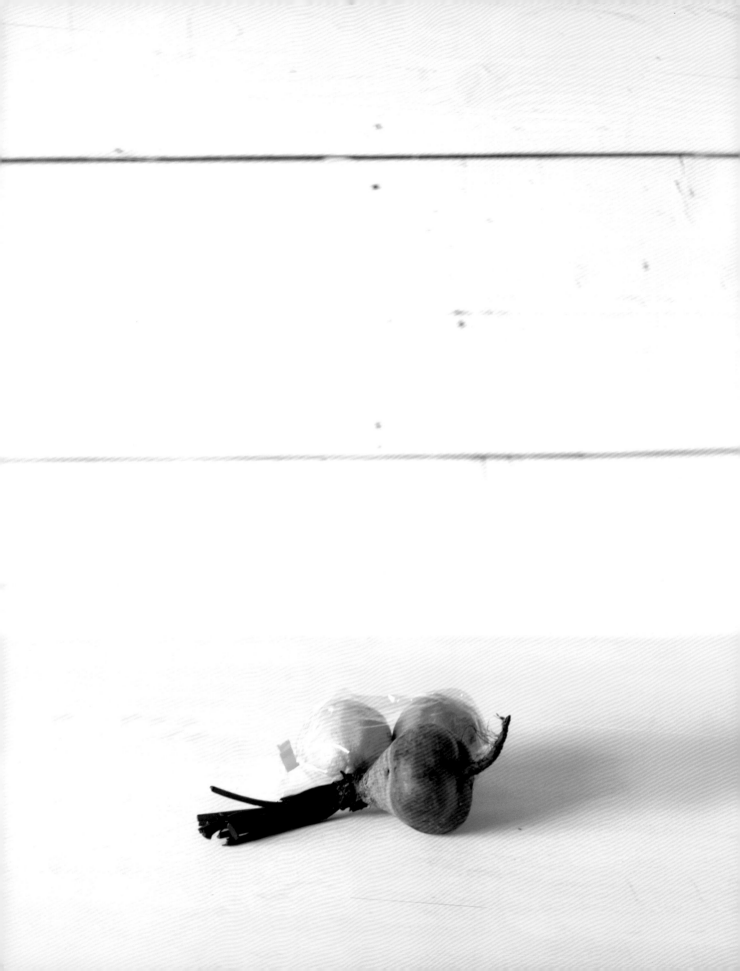

Chapter
1
START

何謂冷壓蔬果汁？

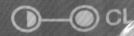

　　不加熱，純粹只榨取蔬果水分所製成的果汁，稱為冷壓蔬果汁（Cold pressed juice）或天然未加工蔬果原汁（Raw juice）。

　　天然未加工蔬果原汁（Raw juice）中的「raw」與近年來蔚為話題的生機飲食（Raw food）的「raw」是相同意思，同指天然未加工處理。所謂「Raw juice」，意指天然、未加工處理的原汁。生機飲食以低於48度C的溫度烹調食物，而天然未加工蔬果原汁則是以低速低溫的方式榨取果汁。這個低速低溫榨取果汁的方法就稱為冷壓（Cold pressed）。

　　使用附有螺旋轉軸的果汁機或擠檸檬的榨汁機，以低速低溫的方式慢慢榨取蔬菜或水果中的水分。透過這樣的方式榨取果汁，可以減少不耐高溫的酵素、維生素、礦物質遭到破壞，可以攝取蔬果中的營養素原封不動的搬進體內。

　　如果使用高速或離心式果汁機的話，就無法製作出冷壓蔬果汁。

最大的優點是代謝性酵素

　　酵素、維生素、礦物質等都不耐高溫，常會因高溫烹調而遭到破壞。若能在最接近食材原有狀態下食用的話，就能夠確保吸收到食材完整的營養素。

　　酵素是體內進行消化、吸收、代謝、排泄等活動時不可或缺的蛋白質。也就是協助身體將營養素從食物中分解出來並消化，然後再加以吸收。

酵素可分為「食物酵素」和「潛在酵素」。食物酵素，顧名思義就是富含在食物本身的酵素，尤其是未加熱過的食物或發酵食品。

　　潛在酵素，是原本就存在於人體體內的酵素，一生只能製造一定的量。潛在酵素可再細分為「消化酵素」和「代謝酵素」。消化酵素，為協助身體消化食物與吸收營養素。代謝酵素，則為負責促進新陳代謝、排出有害物質，進而提升免疫力。這兩者是維持身體健康非常重要的酵素。消化酵素和代謝酵素的比例會依吃進體內的食物而有所不同。舉例來說，若只吃加熱的食物或需要花時間消化分解的肉，因食物本身不含食物酵素，潛在酵素的比例會幾乎以消化酵素為主，用來協助分解食物。相反的，若多攝取一些未經加熱的食物，因食物本身富含食物酵素，人體無需分泌過多的消化酵素協助分解消化，在比例上，代謝酵素就能因此多一些，代謝能力也會隨之提升。

　　代謝酵素增加，新陳代謝就會旺盛，身心會更加健康。排出有害物質有助於改善便祕問題、美麗肌膚，還可以活化細胞，促進細胞的新陳代謝，讓整個人顯得更年輕、更容光煥發。除此之外，還可以提高免疫力、打造一個不容易疲憊的身體。酵素的優點真的是無法一言道盡。

What is the difference

冷壓蔬果汁與蔬果昔、其他果汁的不同之處？

COLD PRESSED JUICE

天然未加工蔬果原汁，手榨蔬果汁

製作方式

以慢磨機或手榨方式慢慢的、輕柔的壓縮食材。

GOOD POINT

- 以低速低溫方式榨取原汁，減少熱的產生，營養成分比較不易遭到破壞。
- 只要加以密封防止酸化，可以保存數天。也可以冷凍保存。
- 蔬果汁中少了纖維素，不會造成腸胃負擔。
- 滑順好入口。
- 能夠一次攝取較多的營養素。

BAD POINT

- 需要準備較多食材。
- 會產生蔬果渣。
  →活用範例請參照P.92。

Beauty

在不破壞酵素的情況下直接攝取，能夠達到抗老化的效果。

Health

許多新鮮蔬菜和水果全都濃縮在一杯蔬果汁中，一次就可以攝取大量蔬果。

Detox

讓腸胃休息，將體內的有害物質排出去。有助於減重！

Keep

一次榨起來，可以當隔天早餐，也可以帶在身邊當午餐！

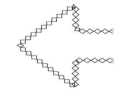

from the other juice?

SMOOTHIE

蔬果昔

製作方式

以高速旋轉式或離心分離式果汁機、榨汁機等加以攪拌。

GOOD POINT

・能夠攝取豐富的食物纖維。
・較為黏稠，能有飽足感。

BAD POINT

・因為高速壓榨容易產生熱，營養素會遭到破壞。
・容易氧化、分層，必須馬上飲用才行。

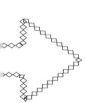

JUICE etc.

市售蔬果汁

GOOD POINT

・無須費時製作，隨時可以輕鬆飲用。

BAD POINT

基於衛生，必須加熱殺菌，酵素、維生素和礦物質多半會遭到破壞。此外，因加入香料等添加物，與現做的天然原汁、蔬果昔相比，少了更多營養素。

持之以恆的訣竅在於不勉強

　　我想應該有不少人是以排毒斷食為目的，才開始接觸冷壓果汁。所謂斷食，是透過短時間的禁食，大量攝取酵素以淨化身體的健康療法。一般來說，整整3天都只喝蔬果汁是最具效果的。

　　然而，剛起步就將所有飲食改為蔬果汁的話，身心可能難以適應。我認為不要勉強，在沒有負擔的情形下享受蔬果汁的樂趣，這才是長久持續下去的重要訣竅。

　　不要將目標設定得過高，要依照自己的能力從簡單的蔬果汁飲食做起。舉例來說，先與一般餐點一起飲用，或者以蔬果汁取代正餐之間的點心，如此一來才能順利導入我們的三餐中。接下來，試著以蔬果汁取代一餐正餐。若無法一次備齊太多食材，或者想先從少量開始嘗試的話，就先從2種食材（請參照P.76）開始挑戰。另外，改變味道、發覺新味道也都是能夠長久持續下去的竅門。大家可以試著添加一些超級食物或香料（請參照P.66）。

　　以我為例，我多半會在感覺最近吃多了、身體覺得疲勞的時候，以天然未加工的蔬果汁當作早餐。從前天開始，我為了控制咖啡因攝取量而改以蔬菜為主的飲食，打算在一星期中選一天好好保養身體，所以那一天我會以冷壓蔬果汁作為我的三餐（請參照P.84）。讓消化器官獲得

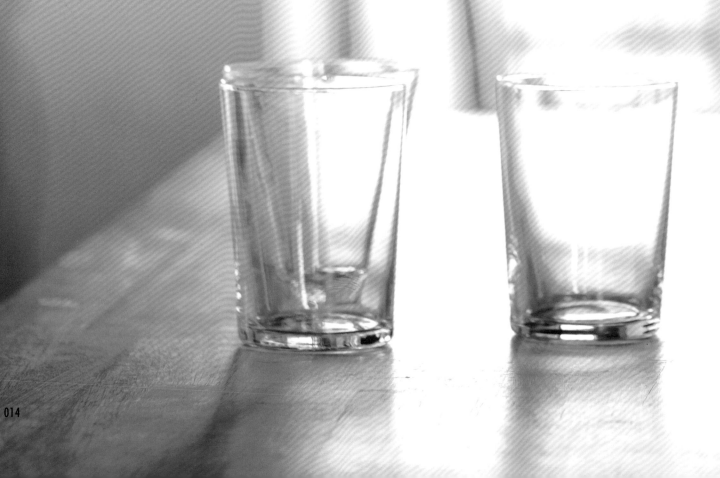

休息的同時，心情也跟著平靜了起來。身心都感到無比舒暢，冷壓蔬果汁的飲食方式才得以長久持續下去。

　　自己事先決定好飲用冷壓蔬果汁的日期，這也是享受冷壓蔬果汁樂趣的好方法。舉例來說，每當日期中有「1」的那天，就訂為冷壓蔬果汁日，實踐自己訂下的規則，成就感也會相對提高不少。

　　本書提供的冷壓蔬果汁食譜，能夠讓自己與自己的身心對話，在毫不勉強的狀態下循序漸進。以適合自己的方式享受冷壓蔬果汁，身心自然而然會愈來愈健康，愈來愈有精神。

　　接下來為大家介紹的冷壓蔬果汁食譜，將會以「蘋果1個、番茄2個」這樣的方式記載。為了讓大家能夠輕鬆做，分量都盡量以無須斤斤計較且簡單易懂的方式呈現。

　　食譜中的食材是一杯400ml蔬果汁的分量，但依食材的狀態及慢磨機的種類，榨取出來的量可能會有所不同，所以僅作為參考就好。

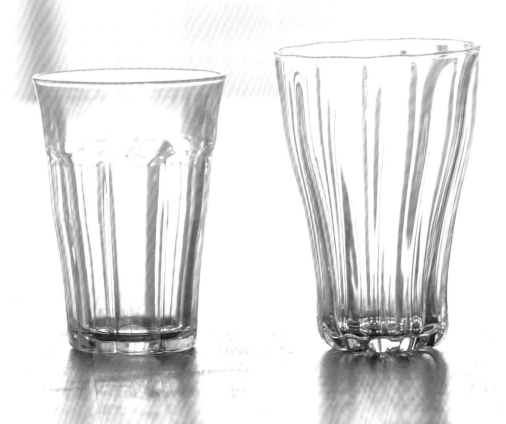

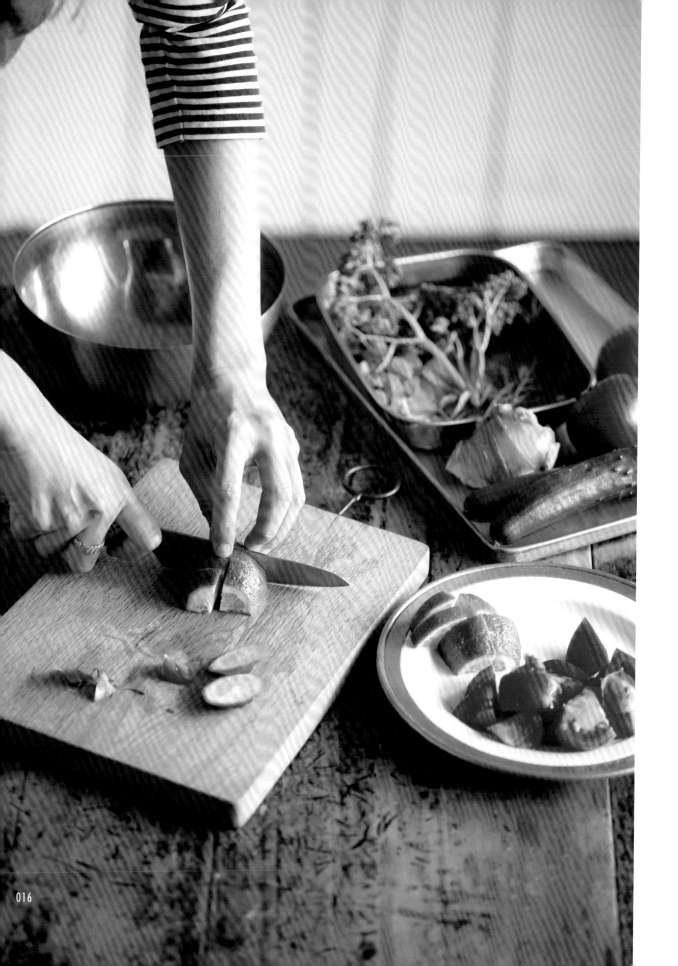

食材的挑選與切法

■使用當季食材

　　希望大家使用當季食材，這樣才能攝取更多營養素。當季食材生長在適宜的環境與季節，所以營養成分高。據說當季食材的生命力旺盛，對抗病蟲的防禦力強，因此不需要施用過多農藥。更重要的是當季食材的甜份高、味道好，價格也較為合宜。在不同季節裡，我們的身體也希望攝取當季的食物，春天食用帶有苦味的蔬菜，讓身體排毒；夏天食用水分多的蔬果，讓發燙的身體能夠降溫；秋冬食用根莖類食物溫暖身體。挑選當季食物，享受不同季節的風情。

■食材的切法

　　基本上，只要將食材切成能夠放入慢磨機瓶口的大小就可以了。切得過大就需要多花點時間才壓榨得出汁，機器若無法順利運轉，也只會徒增榨取的時間與精力。

- ●蘋果、番茄 ……… 去蒂，帶皮和籽直接使用。
- ●蔬菜類 …………… 切成3～5cm大小。有根的蔬菜請保留根部，但記得要洗乾淨。
- ●柑橘類水果 ……… 連皮一起使用的話，味道和香味會更有深度。如果不喜歡帶點苦味的話，就把皮剝掉。

■無農藥、有機栽培的蔬果最好

　　要將皮、核、籽一起放入慢磨機中，所以建議使用無農藥或有機栽培的蔬果，如此一來才能安心喝下肚。近年來，超級市場裡有愈來愈多農藥減量的蔬果可供選擇。另外，若擔心有農藥殘存的話，請試試底下簡單的居家清洗農藥的方法。

【清洗農藥的方法】

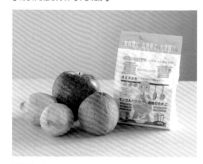 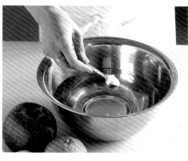 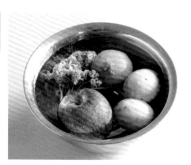

準備 請先準備要清洗的蔬菜水果、小蘇打粉及水。

1 盆子裡裝水，加入1～2小茶匙的小蘇打粉，充分攪拌溶解。

2 放入蔬果後靜置1分鐘左右，然後再以清水沖洗。

慢磨機的挑選方法

　　要製作冷壓蔬果汁，慢磨機（低速旋轉式榨汁機）是不可或缺的工具之一。市面上有各家廠牌、各種型號的機器，不僅國外，國內廠商也都跟上這股熱潮，推出許多設計時尚又美觀的慢磨機。

　　雖然種類五花八門，但最重要的是必須配合生活模式、家族成員人數、住家環境等條件挑選一台最適合的慢磨機。不同機器有不同特色，要思考自己最重視的是什麼，詳細比較過後再購買。現在，請試著找一台自己最中意的慢磨機吧！

挑選重點

● 榨取蔬果汁的分量與速度

就算食材相同，機器不同的話，榨取的蔬果汁量和質地也會有所不同。有些機器雖然價位較高，但榨取的汁分量較多，從長遠來看是比較划算的。能夠榨取較多的蔬果汁，而且纖維（蔬果渣）不會跑進蔬果汁裡，這樣就是一台好的慢磨機。另外，購買前也要確認一下1分鐘的旋轉次數。

● 尺寸

若家裡擺放空間不大，建議買小型慢磨機，另外還必須預留擺放蔬果汁和蔬果渣儲存盒的空間。而慢磨機的瓶口愈大，就愈能省下一些將食材切小的處理時間。

● 容易組裝保養

不同於一般果汁機，慢磨機的零件多，所以最好挑選容易組裝且容易拆解、清洗的機種，這樣才有動力持續下去。零件的數量會依品牌而有所不同（請參照P.19）。

● 設計

慢磨機有寬版與窄版之分，外觀顏色也愈來愈多樣化。挑選自己喜歡的外型設計，也是持續下去的訣竅之一。

● 價格

與高速果汁機相比，慢磨機的價位比較高，但要基於各項優點與需求來挑選，絕非價位愈高的機器才是最好的。

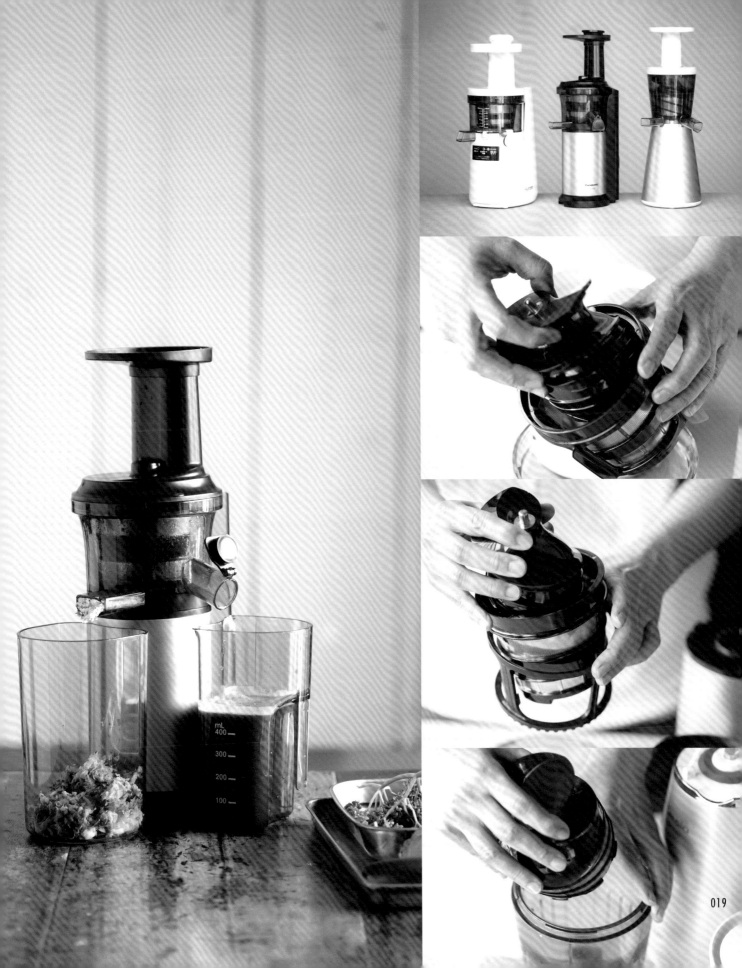

食材的搭配方式

蔬果汁美味可口的話，喝起來心情也會比較愉快。為了毫不勉強的持續喝下去，現在就讓我為大家介紹食材的搭配方式。

1 從「1 種蔬菜」&「多種水果」開始

在完全習慣冷壓蔬果汁之前，建議先增加水果的比例，讓蔬果汁喝來順口些。黃綠色蔬菜富含植物性化合物（能夠預防各種疾病，植物本身製造的化學物質），具有排毒效果，所以至少要1種。剛起步時絕對不要勉強，習慣後再逐漸將蔬菜和水果的分量調整為各一半。如此一來，大家會逐漸感受到蔬菜的甘甜美味。

2 同色系搭配在一起

通常外觀顏色比較漂亮的蔬果汁，會給人比較美味的感覺。番茄搭蘋果、胡蘿蔔搭柳橙等同色系的食材，不但外觀美，味道也出乎意料外的協調。常聽身邊的朋友說，雖然家人討厭蔬菜，但打成汁的話，普遍都能接受。所以，不要只在意味道，也要多費點心思在外觀顏色上。

3 蘋果和檸檬是最佳拍檔

使用綠色蔬菜榨汁時，我想蔬菜的濃郁味道肯定讓不少人退避三舍。這時候請試著添加蘋果或檸檬，兩種一起加進去也可以。甜味和酸味能夠消除綠色蔬菜的臭青味。蘋果與檸檬適合搭配各種食材，平時可以多買一些備用。

4 胡蘿蔔搭配柑橘類

胡蘿蔔含有豐富的營養素，但生食的話，胡蘿蔔中的抗壞血酸氧化酶成分，會破壞其他蔬菜的維生素C。所以在胡蘿蔔汁中，最好要添加柳橙等柑橘類的水果。

5 白蘿蔔提味用

白蘿蔔辛辣味重，僅用來提味就好。白蘿蔔水分多，適合多放一些來榨汁，但過多的話反而太辣，要喝完一整杯可能不太輕鬆。大家可以多嘗試幾次，若覺得過於辛辣，可以添加天然甜味劑龍舌蘭糖漿調整一下。

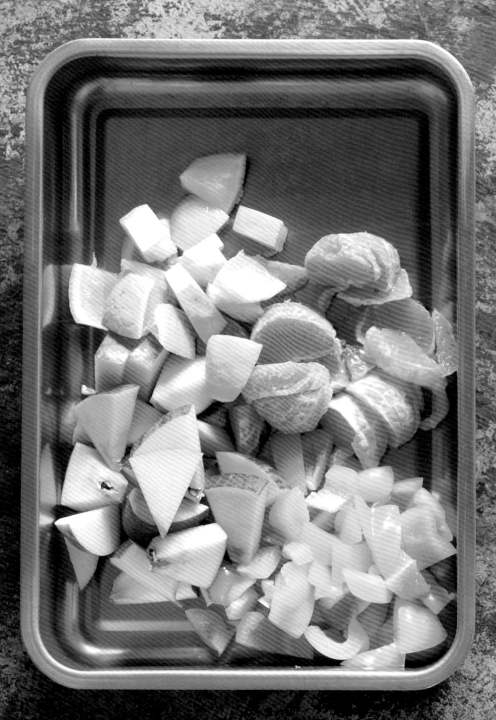

保存容器

　　冷壓蔬果汁的優點之一就是易於保存。一次榨取數天的分量，然後保存起來也不會有問題。

　　為了防止蔬果汁氧化，要盡量隔絕蔬果汁與空氣接觸。建議使用有蓋子的水瓶或保溫瓶，也可以拿空的保特瓶再利用。另外，最近蔚為話題的Ball公司生產的梅森玻璃罐，不但有雙層密封蓋的設計，外觀也非常時尚，兼具設計感與機能性。

　　以我來說，因寬口徑的瓶口容易溢出，所以我都使用美國犀牛公司（NALGENE）生產的窄嘴水壺。不含環境賀爾蒙—雙酚A（BPA），使用起來比較安心。所謂BPA，是一種名為二酚基丙烷的化學物質，許多塑膠製品都含有這種化學物質，據說對人體健康有不良影響。既然要保存對身體有益的冷壓蔬果汁，希望大家對容器的挑選也能多用一份心。透過網購或專賣戶外用品的商店都買得到犀牛公司的商品。

　　若擔心注入蔬果汁時會溢出的話，建議購買寬嘴水壺。若是保特瓶的話，選用熱飲專用或碳酸飲料專用的保特瓶，密封性比較高。

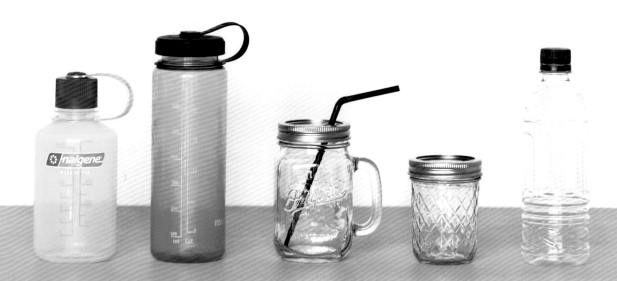

Chapter
2
BASIC

Red Juice

紅色蔬菜和水果有許多優點，可以補血、增強心臟功能、促進血液循環。只要血液循環順暢，代謝力自然提升，體內的毒素也比較容易排出體外。當身體充滿能量，就不容易感到疲勞。

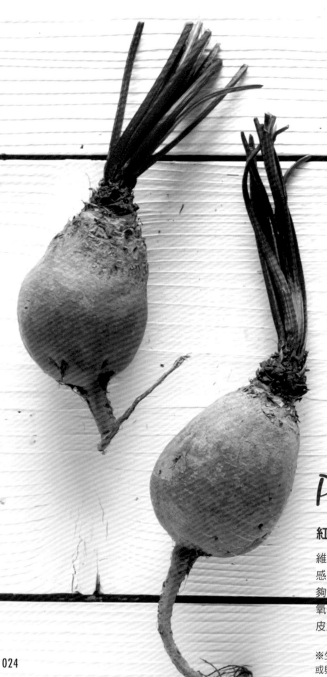

Beet
甜菜根

據說一氧化氮可以增加血液流量，有助體內氧氣的有效運作。另外，還具有增強肌力和持久力、消除疲勞的效果。不僅能夠提高新陳代謝，還有助於整腸，建議減重中或有便祕問題的人飲用。

Paprika
紅椒

維生素P可以強化微血管、預防出血或感染，而且因為不易破壞維生素C，能夠提高抗氧化作用。辣椒素具有高抗氧化作用，能預防生活習慣病※，改善皮膚乾癢、紅腫和手腳冰冷等問題。

※生活習慣病：又稱文明病，此名稱源於日本，是指主要由生活習慣引起的疾病，或與生活習慣有密切關聯的疾病。

Apple

蘋果

蘋果皮內含可以抑制膽固醇生成與促進消化的果膠，及抑制活性氧物種的多酚。食物一經加熱，鉀容易流失，所以生飲天然蔬果汁才能攝取足夠的鉀。除此之外，檸檬酸和蘋果酸具有消除疲勞和緩解肩頸僵硬、腰痛的問題。據說對抗老化也相當有效。

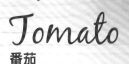

Tomato

番茄

茄紅素具有高抗氧化作用，有助預防老化和抗癌。番茄含有利尿、消水腫的鉀，適合用來解宿醉。β-胡蘿蔔素能夠強化皮膚和黏膜，有效預防感冒。而果皮中含有芸香苷，能夠促進血液循環，預防動脈硬化，是最適合用來減重的蔬果。

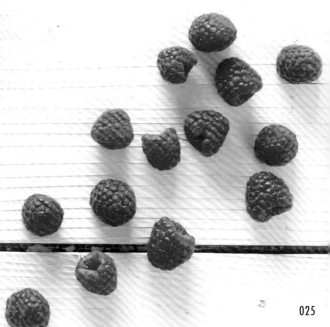

Raspberry

覆盆子

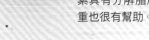

覆盆子除了富含美白、美容效果的鞣花酸外，還富含花青素等多酚。花青素具有消除眼睛疲勞和恢復視力的效果。根據研究報告，覆盆子中的烯酮素具有分解脂肪的效果，據說對於減重也很有幫助。

Red
1

【材料】

蘋果⋯1個（400g）
甜菜根⋯1個（180g）
香芹⋯1株（5g）
生薑⋯1節
龍舌蘭糖漿⋯依喜好

【營養成分】

鉀
鈉
鈣
甜菜鹼
甜菜青素
維生素A
維生素C
果膠
槲皮素（槲黃素）
鐵
蒎烯
芹菜腦
薑酮
薑油

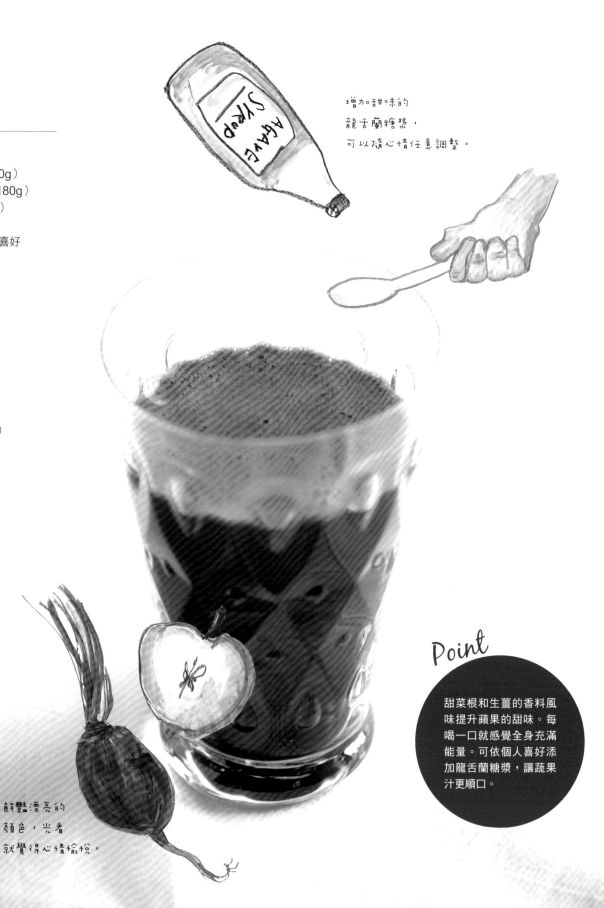

增加甜味的
龍舌蘭糖漿，
可以隨心情任意調整。

鮮豔漂亮的
顏色，光看
就覺得心情愉悅。

Point

甜菜根和生薑的香料風
味提升蘋果的甜味。每
喝一口就感覺全身充滿
能量。可依個人喜好添
加龍舌蘭糖漿，讓蔬果
汁更順口。

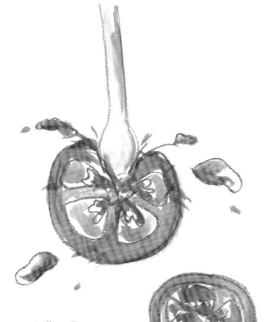

建議挑選
類胡蘿蔔素
較高的高茄紅素番茄。

Point

番茄自然的甜味搭配蘋
果與檸檬相當對味。芹
菜的香氣具有療癒身心
的效果。加入少許鹽巴
就非常美味。

【材料】

番茄…2個（450g）
蘋果…1/2個（200g）
檸檬…1個（100g）
芹菜（莖）…1株（70g）

【營養成分】

鉀
β-胡蘿蔔素
維生素A
維生素C
維生素P
茄紅素
芸香苷
槲皮素（槲黃素）
檸檬酸

考慮到成品的
顏色與味道，
僅使用芹菜的莖部。

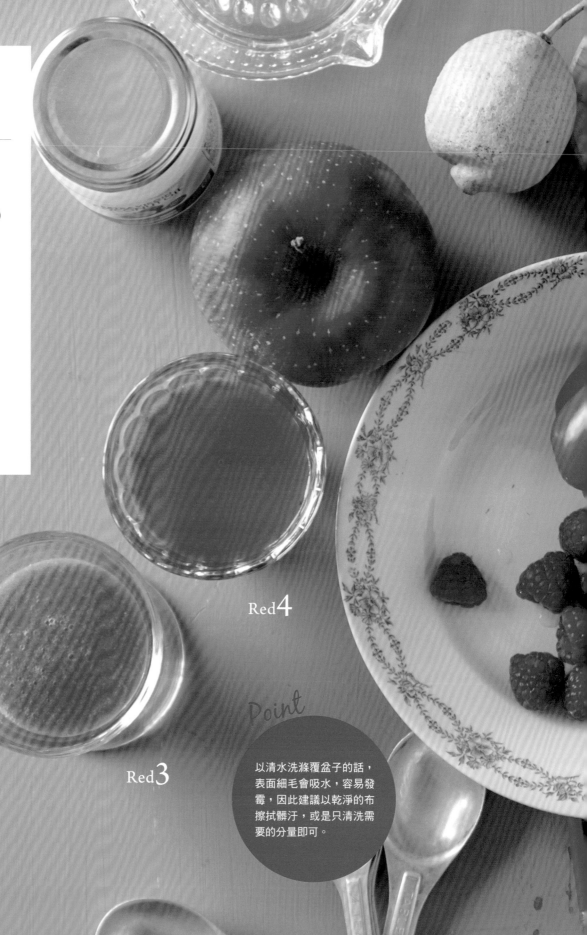

Red
3

【材料】
紅椒…1個（150g）
覆盆子…15粒（60g）
檸檬…1又1/2個（150g）
薄荷…1把（3g）

【營養成分】
維生素C
維生素P
β-胡蘿蔔素
辣椒素
鞣花酸
花青素
烯酮素
檸檬酸
薄荷腦

Red4

Red3

Point

以清水洗滌覆盆子的話，
表面細毛會吸水，容易發
霉，因此建議以乾淨的布
擦拭髒汙，或是只清洗需
要的分量即可。

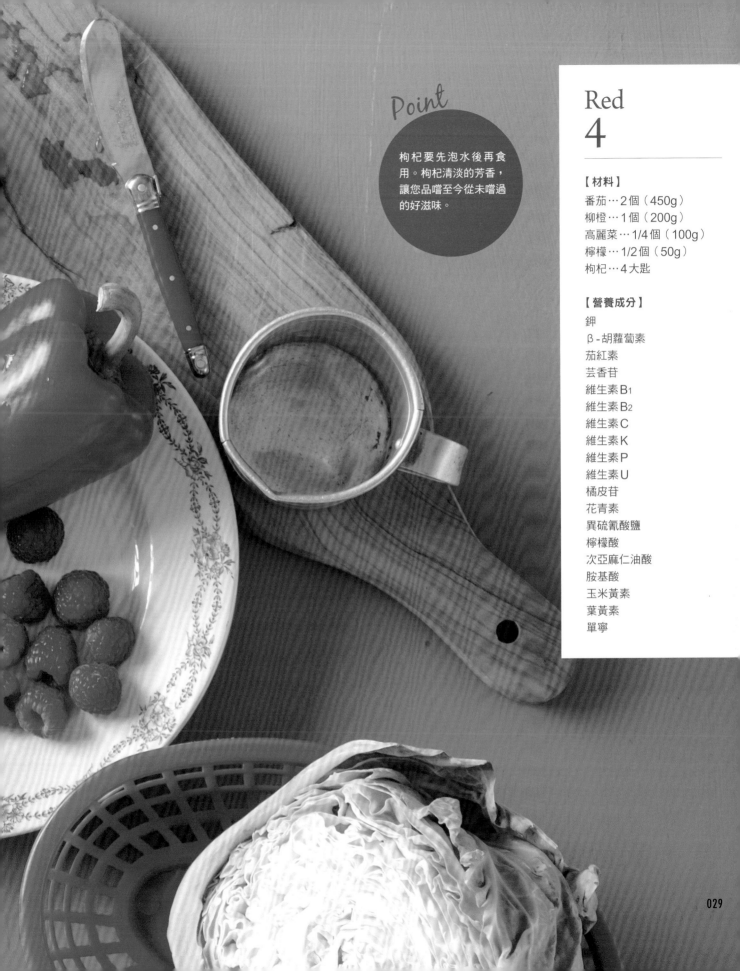

Red
4

【材料】

番茄…2個（450g）
柳橙…1個（200g）
高麗菜…1/4個（100g）
檸檬…1/2個（50g）
枸杞…4大匙

【營養成分】

鉀
β-胡蘿蔔素
茄紅素
芸香苷
維生素B$_1$
維生素B$_2$
維生素C
維生素K
維生素P
維生素U
橘皮苷
花青素
異硫氰酸鹽
檸檬酸
次亞麻仁油酸
胺基酸
玉米黃素
葉黃素
單寧

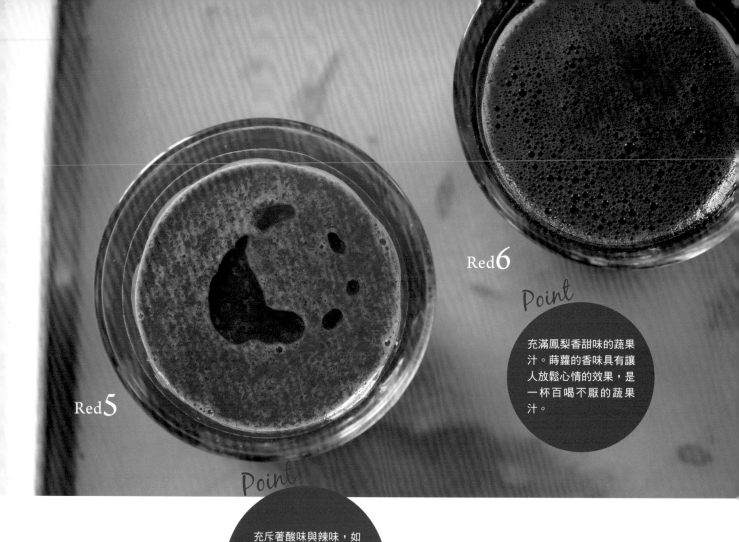

Red5

Red6

Point

充滿鳳梨香甜味的蔬果汁。蒔蘿的香味具有讓人放鬆心情的效果,是一杯百喝不厭的蔬果汁。

Point

充斥著酸味與辣味,如冷湯般的蔬果汁。最後再隨意滴一些橄欖油。這會是一杯有十足濃郁感的蔬果汁。

Red
6

【材料】
甜菜根…1個(180g)
小黃瓜…1根(150g)
鳳梨…1/4個(200g)
蒔蘿…1株(5g)

【營養成分】
鈉
鉀
鈣
鎂
維生素A
維生素B1
維生素B2
維生素B3
維生素C
甜菜鹼
甜菜青素
檸檬酸
鳳梨蛋白酶
異槲皮素
葫蘆素

Red
5

【材料】
紫甘藍…1/4個(150g)
紅椒…1個(150g)
檸檬…1個(100g)
辣椒(辛香料)…1/2根
特級初榨橄欖油(依喜好)
　…1小匙

【營養成分】
維生素C
維生素K
維生素P
維生素U
β-胡蘿蔔素
辣椒素
異硫氰酸鹽
檸檬酸
油酸
多酚
薄荷腦

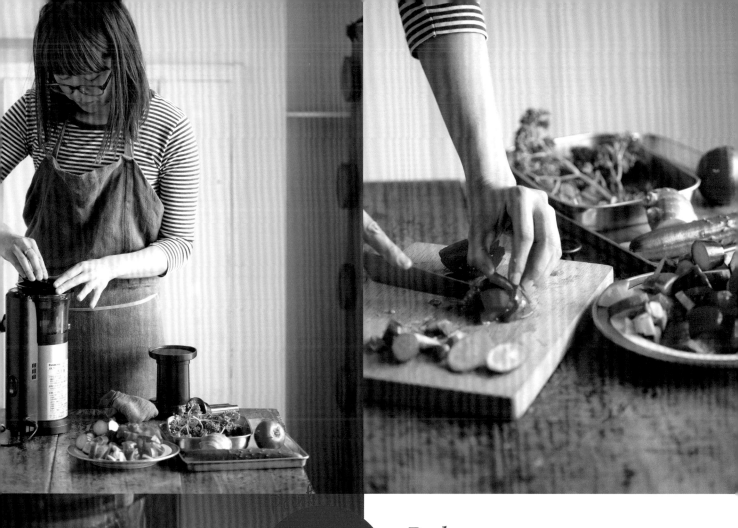

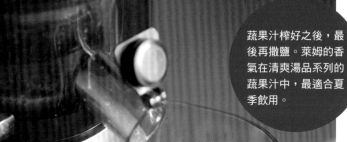

蔬果汁榨好之後，最後再撒鹽。萊姆的香氣在清爽湯品系列的蔬果汁中，最適合夏季飲用。

Red
7

【材料】	【營養成分】
番茄…2個（450g）	鉀
小黃瓜…1根（150g）	鈣
萊姆…1個（100g）	維生素C
生薑…1節	β-胡蘿蔔素
香芹…1株（5g）	茄紅素
鹽（依喜好）…1小撮	芸香苷
	薑酮
	薑油
	鐵
	蒎烯
	芹菜腦
	異槲皮素
	葫蘆素
	類黃酮
	萜烯

Yellow & Orange Juice

黃色具有抗氧化作用、預防肥胖、抗過敏作用、美膚效果；橘色多為具高抗氧化作用的蔬菜與水果。之所以會有如此鮮豔的顏色，是因為富含胡蘿蔔素，而胡蘿蔔素在體內會轉變成維生素A，有助於消除眼睛疲勞，而且具有美膚美容效果。

Citrus
柑橘類

據說各個品種的柑橘幾乎都具有美膚效果、能改善便祕問題、有助於減重等許多令女性感到開心的效果。除此之外，柑橘迷人的香氣更能使人心曠神怡。

Dekopon
凸頂柑

是清見（柑橘類的品種）與椪柑的交配種。含有豐富的維生素C，吃2個就可以攝取成人一天所需的維生素C。挑選凸頂柑時，盡量選深橘色且皮上溝紋較淺且細的。

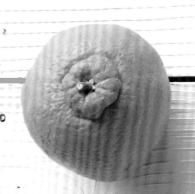

Grapefruit
葡萄柚

富含能夠消除疲勞、具美膚效果的維生素C和B$_1$、鈣、檸檬酸。果肉為粉紅色的紅寶石葡萄柚含有茄紅素和胡蘿蔔素。一天吃1/2個就可以攝取一天所需的分量。

Amanatsu
甘夏（柑橘類的一種）

甘夏的皮帶點苦澀味，但很久前就多改為有機栽培，所以連皮一起榨汁也沒有問題。可以使蔬果汁增添一些橙皮的香味。

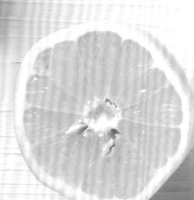

Lemon
檸檬

所有柑橘類中，就屬檸檬的維生素C含量最高。不但具有美膚效果，還可以預防感冒。除此之外，檸檬中的檸檬酸還能有效消除疲勞。添加在蔬果汁中，不僅能提升蔬果汁的風味，還能攝取到豐富的營養素。

Orange
柳橙

柳橙的特色是即便榨成果汁，維生素C也不易遭到破壞。富含維生素C、檸檬酸，最適合用來預防感冒。果肉上的白絲含有橘皮苷，據說能夠強化微血管。

Paprika
黃椒

黃椒具有強大的抗氧化作用，對改善曬傷、老人斑等肌膚問題，以及維護眼睛健康都有極為不錯的效果。

Carrot
胡蘿蔔（紅蘿蔔）

為了使天然不加工的蔬果汁喝來順口，胡蘿蔔是不可或缺的食材之一。胡蘿蔔既能提升免疫力、預防感冒，還能夠使皮膚變得滑順。皮膚乾燥的人可以刻意多攝取一些。另外，胡蘿蔔也具有補血效果，有助於預防貧血和消除疲勞。

Mango
芒果

芒果含有豐富的維生素C、胡蘿蔔素及葉酸，具有美膚、改善便祕的效果。但需要特別注意一點，芒果屬漆樹科，容易過敏的人不要吃太多。

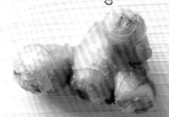

Ginger
生薑

生薑有助於解決手腳冰冷和水腫問題，是女性的最佳伙伴。若有感冒前兆，試著加一些生薑。

Pineapple
鳳梨

鳳梨有助於分解醣類，內含可促進新陳代謝的維生素B_1、B_2、C及檸檬酸，具有消除疲勞和抗老化的效果。

Papaya
木瓜

木瓜富含維生素A和C，其中木瓜酶這種蛋白質含有非常多的分解酵素，有助於改善胃部消化不良。據說木瓜酶也具有養顏美膚的效果。

【材料】

柳橙…1個（200g）
胡蘿蔔…1根（200g）
檸檬…1個（100g）
生薑…1節

【營養成分】

鐵
維生素A
維生素C
維生素P
β-胡蘿蔔素
鉀
橘皮苷
花青素
檸檬酸
薑油
薑酮

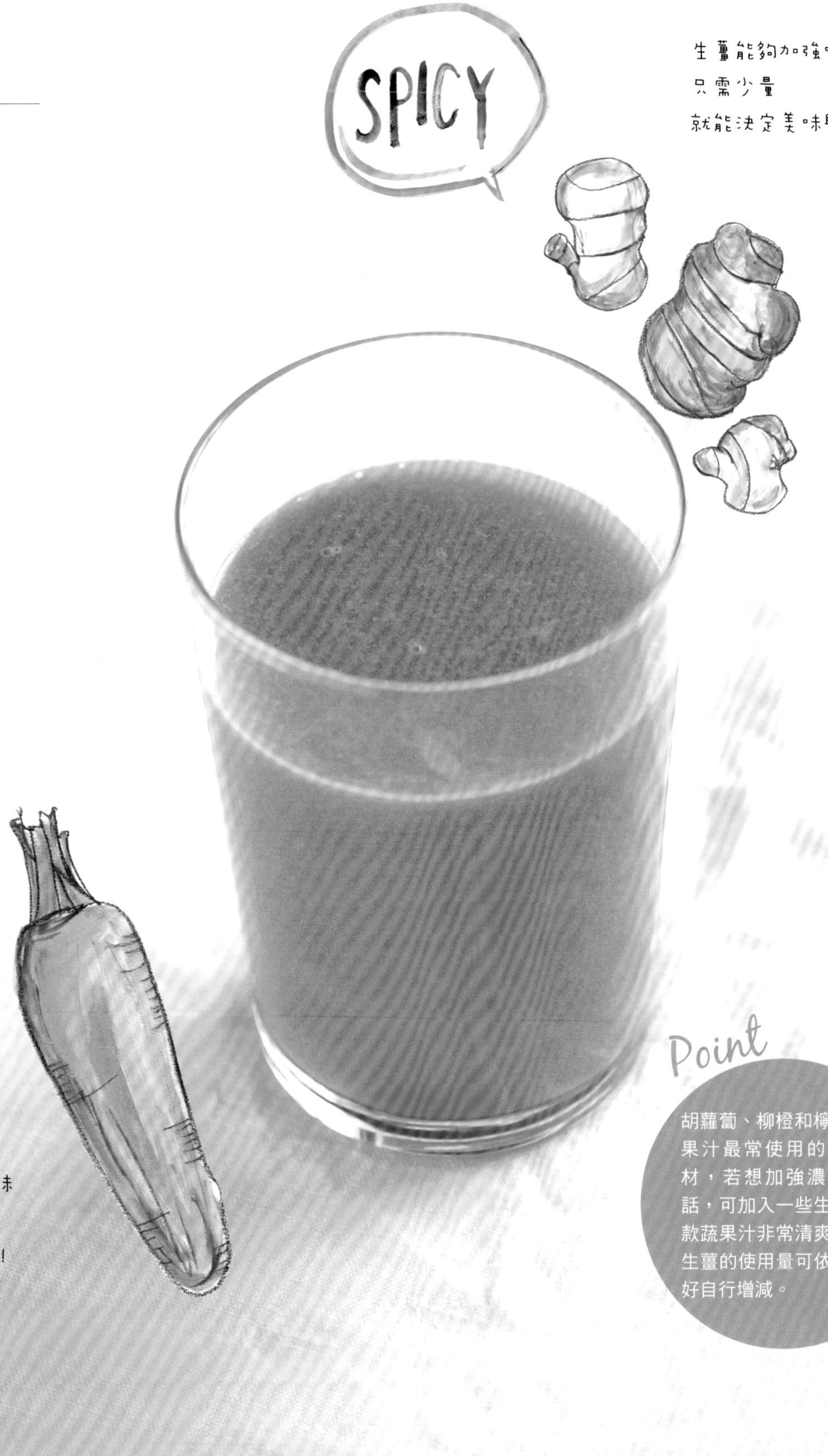

生薑能夠加強味道，
只需少量
就能決定美味與否。

SPICY

胡蘿蔔的甜味
與柑橘類的酸味
形成對比，
非常美味可口！

Point

胡蘿蔔、柳橙和檸檬是蔬果汁最常使用的固定食材，若想加強濃郁度的話，可加入一些生薑。這款蔬果汁非常清爽順口。生薑的使用量可依個人喜好自行增減。

對男性、女性
都非常好的超級食物。
輕鬆添加一些瑪卡吧！

maca

以擠檸檬的
榨汁機榨檸檬。
只添加檸檬汁也可以。

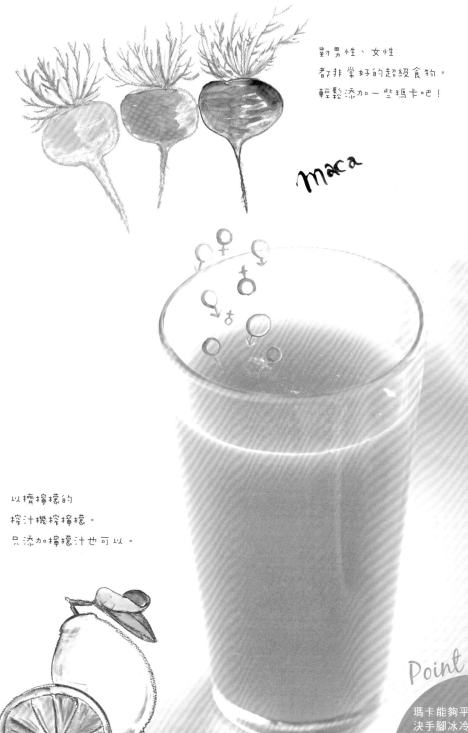

【材料】
粉紅果肉葡萄柚
　…1個（380g）
柳橙…1個（200g）
檸檬…1個（100g）
生薑…1節
瑪卡＊（粉末，依喜好）
　…1/2小匙

＊瑪卡又稱祕魯人蔘，
貯藏根是主要食用部分。

【營養成分】
維生素C
維生素P
檸檬酸
茄紅素
胡蘿蔔素
花青素
鉀
橘皮苷
薑酮
薑油
精胺酸
礦物質
皂苷
薄荷腦

Point

瑪卡能夠平衡賀爾蒙、解
決手腳冰冷問題、改善更
年期障礙，另外也有研究
指出，瑪卡可以治療不孕
症。積極攝取，一定會有
許多令人開心的效果。瑪
卡帶有辣味，是一種屬於
大人的成熟味。

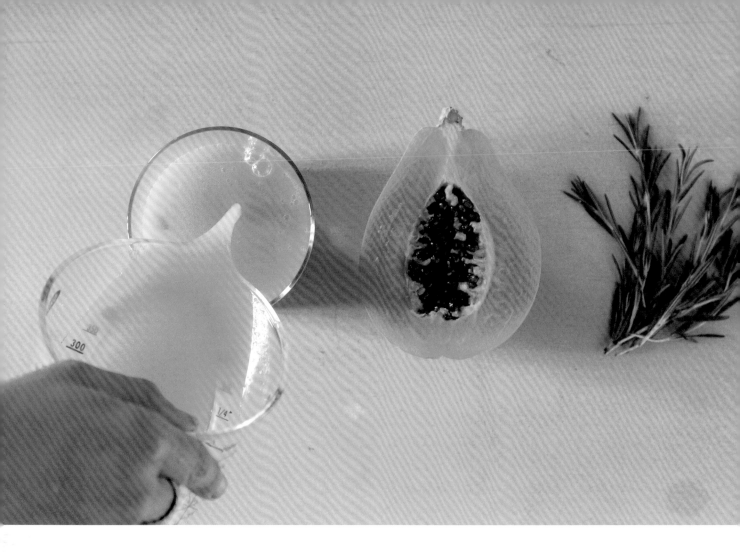

【材料】

葡萄柚…1個（380g）
木瓜…1/2個（200g）
芹菜（莖）…1根（70g）
迷迭香…1/2株

【營養成分】

維生素C
檸檬酸
木瓜酶
胡蘿蔔素
茄紅素
維生素A
鉀
類黃酮

Point

柑橘類水果中，葡萄柚含
有相當多的維生素C，具
有美膚和消除疲勞的效
果。另外，具有療癒效果
的迷迭香則可以讓心情更
加平靜。

【材料】
胡蘿蔔…1根（200g）
鳳梨…1/4個（200g）
萊姆…1個（100g）
薄荷…1把（3g）

【營養成分】
鐵
維生素A
維生素B$_1$
維生素C
β-胡蘿蔔素
檸檬酸
鳳梨蛋白酶
類黃酮
萜烯
鉀
薄荷腦

Point

鳳梨、萊姆加上薄荷，
高檔的甜味與清爽的口
感。胡蘿蔔和柑橘類水
果也堪稱是最佳拍檔。

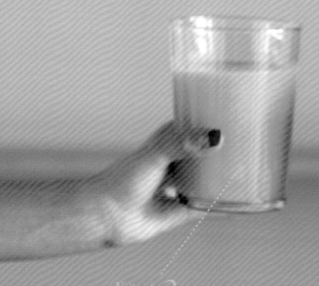

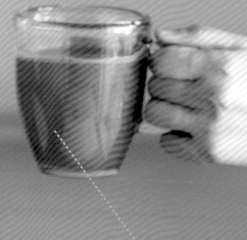

Yellow&
Orange 3

Yellow&
Orange 4

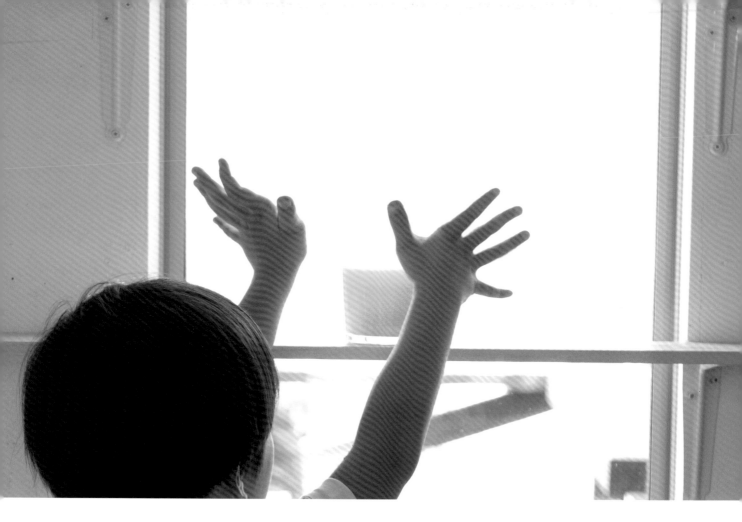

Yellow&
Orange
5

【材料】

柳橙…1個（200g）
黃椒…1個（150g）
檸檬…1個（100g）
蘋果…1/2個（200g）

【營養成分】

維生素A
維生素C
維生素P
β-胡蘿蔔素
鉀
橘皮苷
花青素
果膠
槲皮素
檸檬酸
膳食纖維
礦物質
皂苷
薄荷腦

Point

有深度後韻的黃椒香味，
搭配柳橙與檸檬的酸，
一杯充滿酸甜口感的蔬果
汁。若想讓酸味淡薄些，
請減少檸檬分量，增加蘋
果的分量。

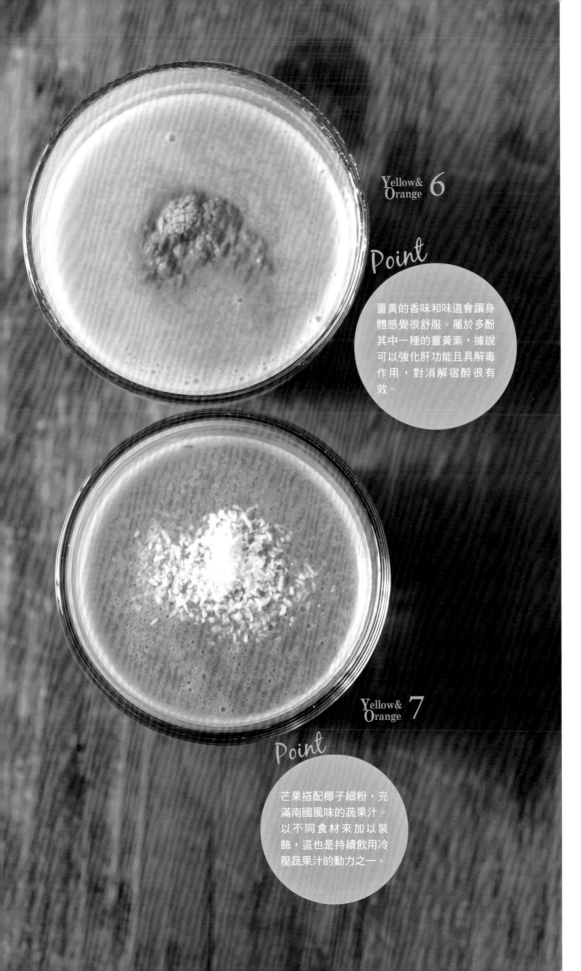

Point

薑黃的香味和味道會讓身體感覺很舒服。屬於多酚其中一種的薑黃素，據說可以強化肝功能且具解毒作用，對消解宿醉很有效。

【材料】
柳橙…1個（200g）
蘋果…1/2個（200g）
高麗菜…1/4個（100g）
薑黃…少許

【營養成分】
維生素A
維生素C
維生素U
維生素K
異硫氰酸鹽
鉀
橘皮苷
花青素
果膠
槲皮素
薑黃素
類黃酮
礦物質
皂苷
薄荷腦

Yellow&
Orange

7

【材料】
胡蘿蔔…1根（200g）
芒果…1個（150g）
高麗菜…1/4個（100g）
檸檬…1/2個（50g）
椰子細粉…少許

【營養成分】
鐵
維生素A
維生素C
維生素P
維生素K
維生素U
檸檬酸
β-胡蘿蔔素
鉀
葉酸
異硫氰酸鹽

Point

芒果搭配椰子細粉，充滿南國風味的蔬果汁。以不同食材來加以裝飾，這也是持續飲用冷壓蔬果汁的動力之一。

Green Juice

綠色蔬果富含葉綠素，具抗氧化、降低膽固醇、消除疲勞、促進血液循環順暢、排毒等功效。
雖然有不少人較難以接受綠色蔬果汁的味道，但綠色蔬果真的富含許多對身體有益的營養素，
不喜歡這個味道的朋友務必挑戰一下。書中我們盡量挑選讓大家喝來更順口的綠色食材。

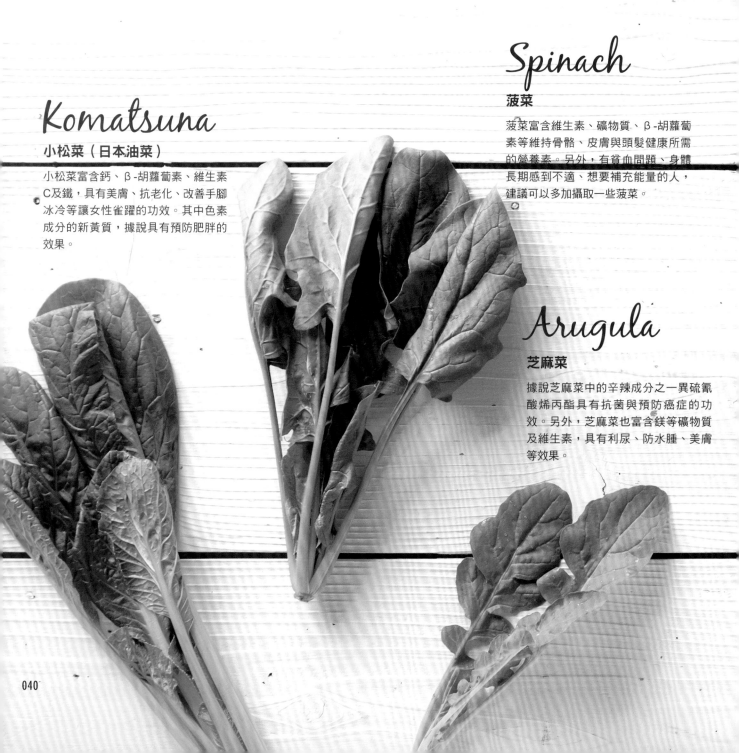

Spinach

菠菜

菠菜富含維生素、礦物質、β-胡蘿蔔素等維持骨骼、皮膚與頭髮健康所需的營養素。另外，有貧血問題、身體長期感到不適、想要補充能量的人，建議可以多加攝取一些菠菜。

Komatsuna

小松菜（日本油菜）

小松菜富含鈣、β-胡蘿蔔素、維生素C及鐵，具有美膚、抗老化、改善手腳冰冷等讓女性雀躍的功效。其中色素成分的新黃質，據說具有預防肥胖的效果。

Arugula

芝麻菜

據說芝麻菜中的辛辣成分之一異硫氰酸烯丙酯具有抗菌與預防癌症的功效。另外，芝麻菜也富含鎂等礦物質及維生素，具有利尿、防水腫、美膚等效果。

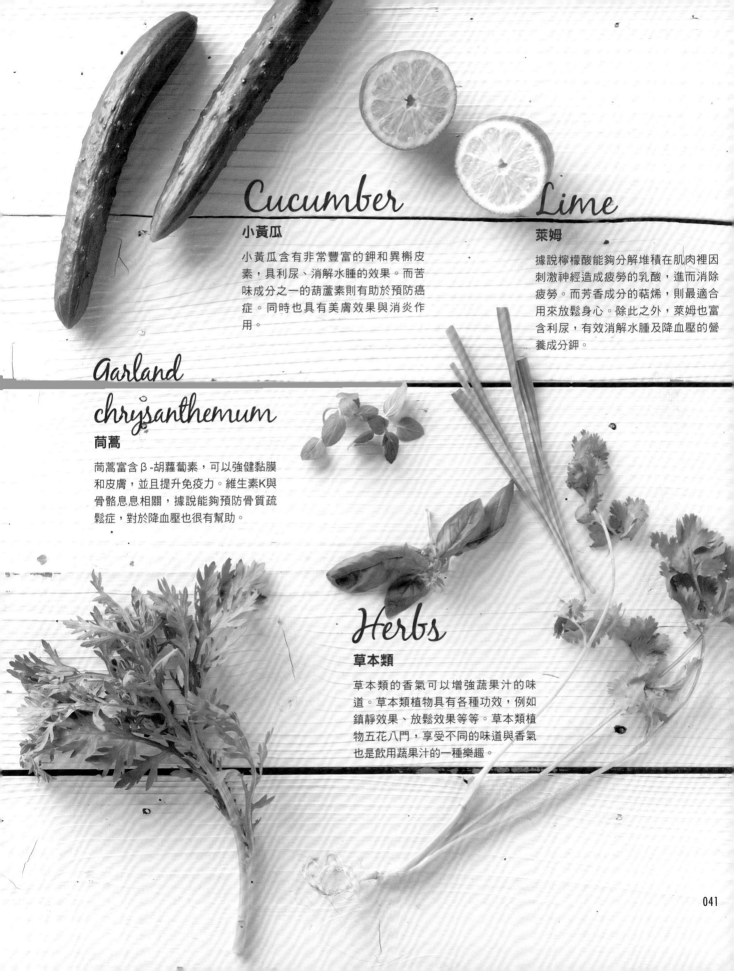

Cucumber

小黃瓜

小黃瓜含有非常豐富的鉀和異槲皮素，具利尿、消解水腫的效果。而苦味成分之一的葫蘆素則有助於預防癌症。同時也具有美膚效果與消炎作用。

Lime

萊姆

據說檸檬酸能夠分解堆積在肌肉裡因刺激神經造成疲勞的乳酸，進而消除疲勞。而芳香成分的萜烯，則最適合用來放鬆身心。除此之外，萊姆也富含利尿，有效消解水腫及降血壓的營養成分鉀。

Garland chrysanthemum

茼蒿

茼蒿富含 β-胡蘿蔔素，可以強健黏膜和皮膚，並且提升免疫力。維生素K與骨骼息息相關，據說能夠預防骨質疏鬆症，對於降血壓也很有幫助。

Herbs

草本類

草本類的香氣可以增強蔬果汁的味道。草本類植物具有各種功效，例如鎮靜效果、放鬆效果等等。草本類植物五花八門，享受不同的味道與香氣也是飲用蔬果汁的一種樂趣。

Green
1

【材料】

菠菜⋯4株（300g）
高麗菜⋯1/4個（100g）
萊姆⋯1個（100g）
檸檬⋯1/2個（50g）
九層塔⋯1株（5g）
特級初榨橄欖油⋯1小茶匙

【營養成分】

鉀
鈣
β-胡蘿蔔素
維生素C
維生素E
維生素K
維生素P
維生素U
異硫氰酸鹽
檸檬酸
類黃酮
萜烯
鎂
鐵
油酸
多酚

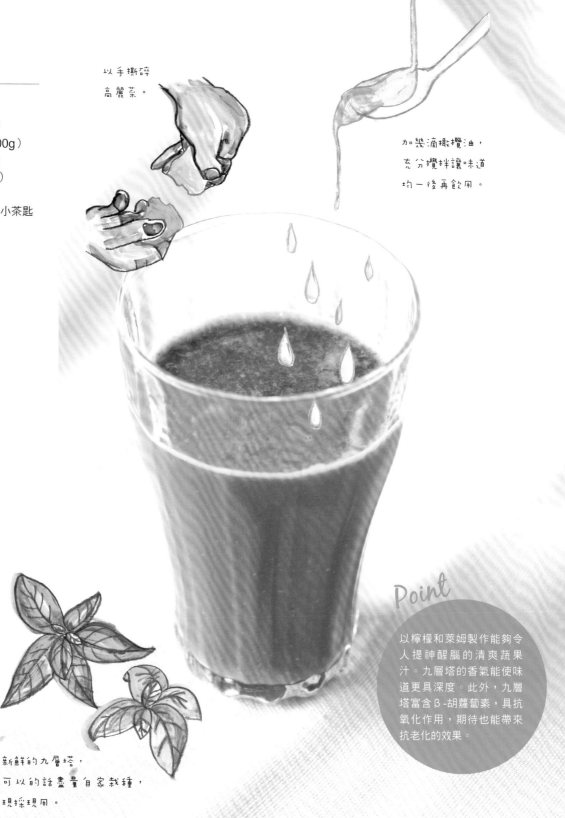

以手斯碎
高麗菜。

加幾滴橄欖油，
充分攪拌讓味道
均一後再飲用。

新鮮的九層塔，
可以的話盡量自家栽種，
現採現用。

Point

以檸檬和萊姆製作能夠令
人提神醒腦的清爽蔬果
汁。九層塔的香氣能使味
道更具深度。此外，九層
塔富含β-胡蘿蔔素，具抗
氧化作用，期待也能帶來
抗老化的效果。

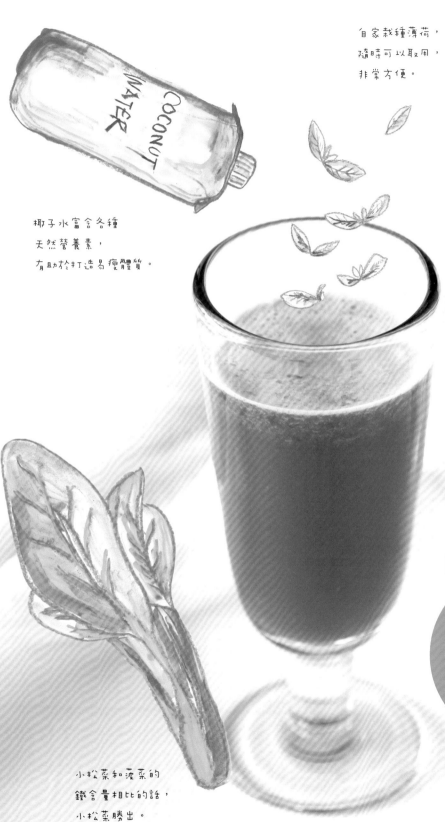

自家栽種薄荷，
隨時可以取用，
非常方便。

椰子水富含各種
天然營養素，
有助於打造易瘦體質。

小松菜和菠菜的
鐵含量相比的話，
小松菜勝出。

Green
2

【材料】

小松菜…3株（250g）
蘋果…1個（400g）
薄荷…1小把（3g）
椰子水…200ml

【營養成分】

鈣
鉀
鐵
β-胡蘿蔔素
維生素A
維生素C
維生素K
果膠
槲皮素
薄荷腦
錳

Point

椰子水也一起倒入慢磨機中。椰子水號稱「喝的點滴」，能夠補給身體水分和電解質，促進新陳代謝，有效幫助身體排毒，而且具有美膚效果。

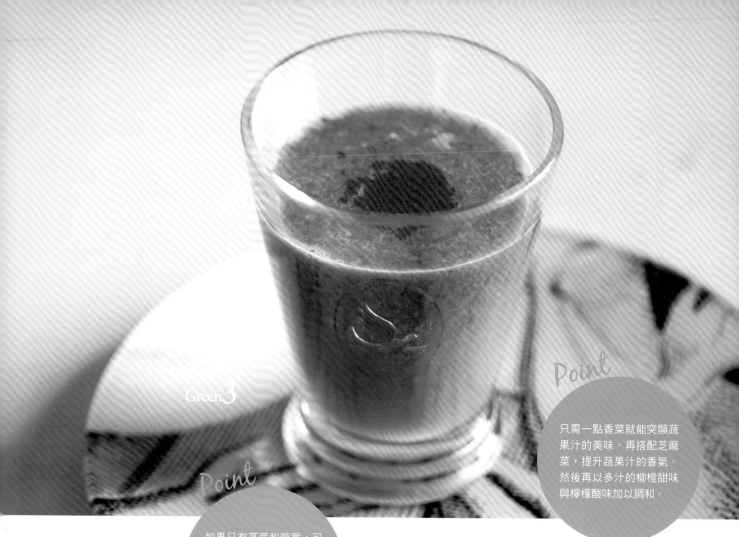

Green3

Point

只需一點香菜就能突顯蔬
果汁的美味。再搭配芝麻
菜，提升蔬果汁的香氣。
然後再以多汁的柳橙甜味
與檸檬酸味加以調和。

如果只有萵苣和茼蒿，可
能難以入口，添加有甜味
的鳳梨會比較順口。番椒
粉可以溫熱身體，用量請
依個人喜好增減。

Green
4

【材料】
小松菜…2株（140g）
芝麻菜…5株（50g）
香菜…1株（30g）
柳橙…1個（200g）
檸檬…1個（100g）

【營養成分】
鈣
鉀
鐵
β-胡蘿蔔素
維生素A
維生素B2
維生素C
維生素E
維生素K
維生素P
鎂
磷
異硫氰酸烯丙酯
橘皮苷
花青素
檸檬酸

Green
3

【材料】
萵苣…1/2個（120g）
鳳梨…1/4個（200g）
檸檬…1個（100g）
茼蒿…4株（70g）
番椒粉…少許

【營養成分】
鉀
β-胡蘿蔔素
維生素B1
維生素C
維生素E
維生素K
維生素P
檸檬酸
鈣
鐵
鳳梨蛋白酶
皂苷
番椒紅素
辣椒素

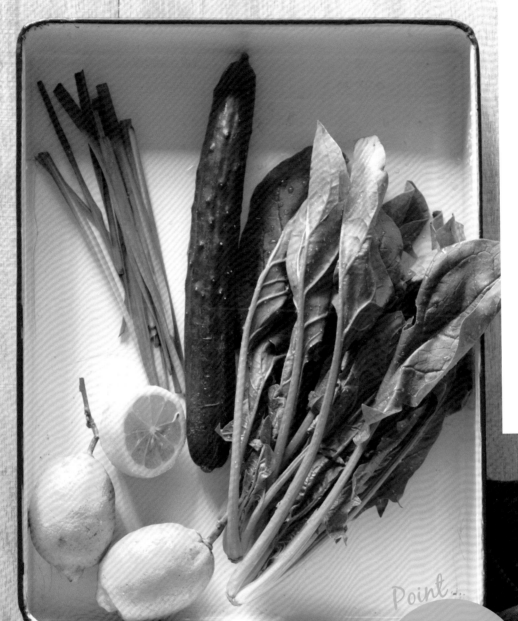

Green
5

【材料】

菠菜…4株（300g）
小黃瓜…1又1/2根（225g）
檸檬…1個（100g）
檸檬草…10枝
鹽…少許

【營養成分】

鉀
鈣
β-胡蘿蔔素
維生素C
維生素K
維生素P
檸檬酸
異槲皮素
葫蘆素
檸檬醛

Point

檸檬草的香氣能使人放鬆心情；當心情低落時，可以振奮人心。最後再撒點鹽會使蔬果汁更加順口。

Green
6

【材料】

哈密瓜…1/4個（250g）
小黃瓜…1根（150g）
蕪菁…1個（100g）
蕪菁（葉子）
　…1個的分量（50g）
麝香葡萄…10顆（60g）
香芹…1株（5g）
抹茶…少許

【營養成分】

鉀
維生素A
維生素B$_1$
維生素C
維生素E
維生素K
澱粉糖化酶
澱粉酶
異槲皮素
葫蘆素
檸檬酸
泛酸
有機酸
腺核苷酸
萜烯
多酚
葡萄糖
鈣
鐵
蒎烯
芹菜腦
葉酸

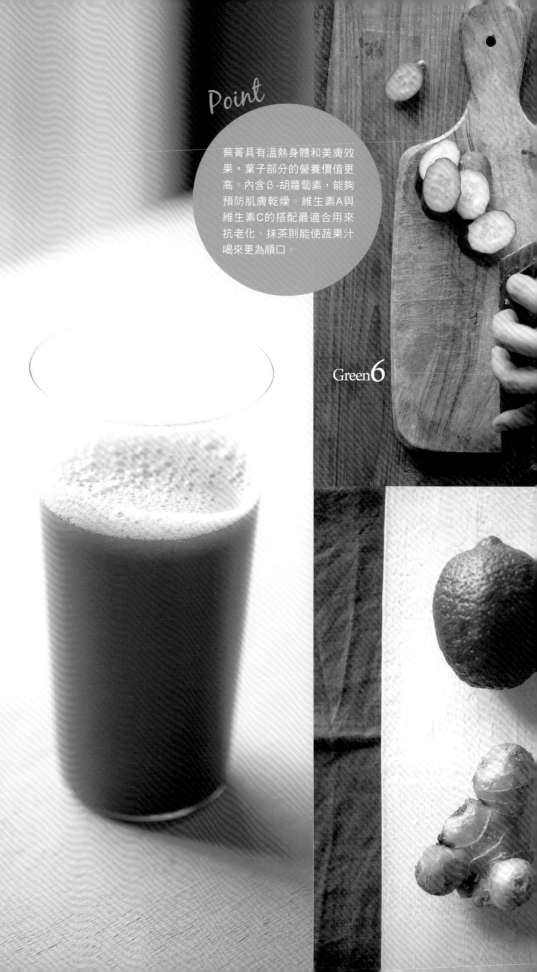

Point

蕪菁具有溫熱身體和美膚效果，葉子部分的營養價值更高。內含β-胡蘿蔔素，能夠預防肌膚乾燥。維生素A與維生素C的搭配最適合用來抗老化。抹茶則能使蔬果汁喝來更為順口。

Green6

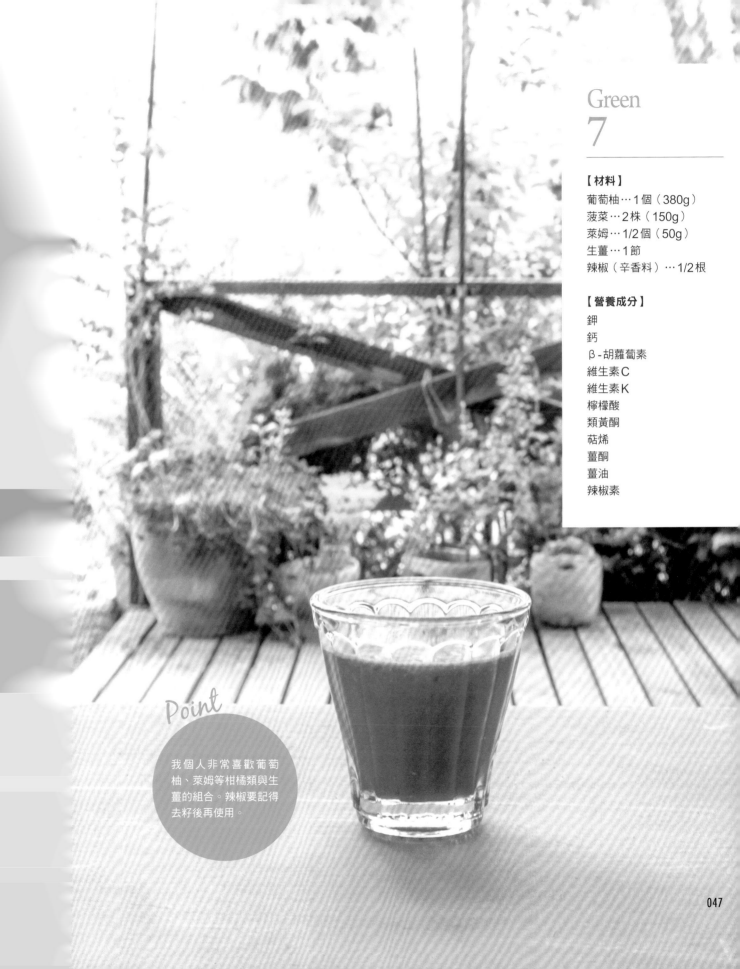

Green
7

【材料】
葡萄柚…1個（380g）
菠菜…2株（150g）
萊姆…1/2個（50g）
生薑…1節
辣椒（辛香料）…1/2根

【營養成分】
鉀
鈣
β-胡蘿蔔素
維生素C
維生素K
檸檬酸
類黃酮
萜烯
薑酮
薑油
辣椒素

Point

我個人非常喜歡葡萄柚、萊姆等柑橘類與生薑的組合。辣椒要記得去籽後再使用。

Purple Juice

藍紫色的天然色素——花青素是多酚的一種，據說具有強力抗氧化作用。而且自古大家都知道藍莓具有改善眼睛疲勞、增強眼球活力的效果。除此之外，紫色也具有可以使人心情沉澱、趨於平靜的效果。

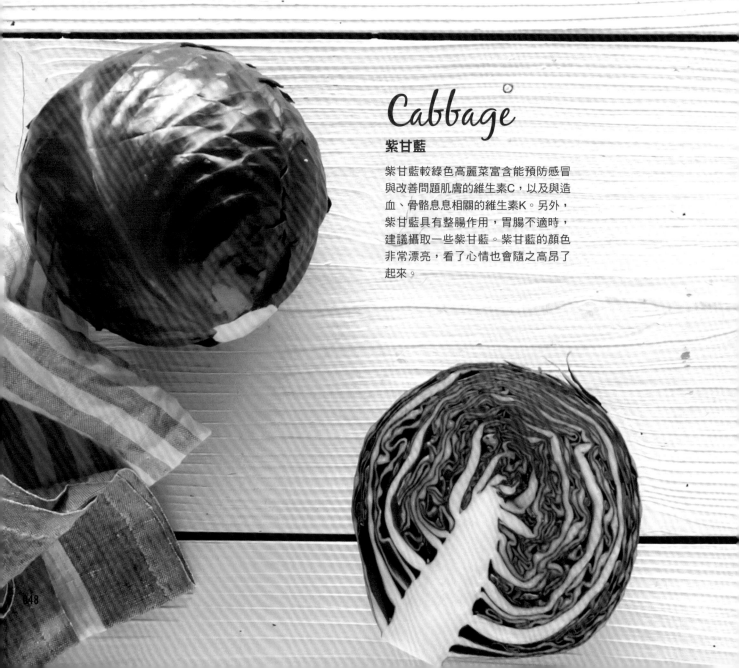

Cabbage

紫甘藍

紫甘藍較綠色高麗菜富含能預防感冒與改善問題肌膚的維生素C，以及與造血、骨骼息息相關的維生素K。另外，紫甘藍具有整腸作用，胃腸不適時，建議攝取一些紫甘藍。紫甘藍的顏色非常漂亮，看了心情也會隨之高昂了起來。

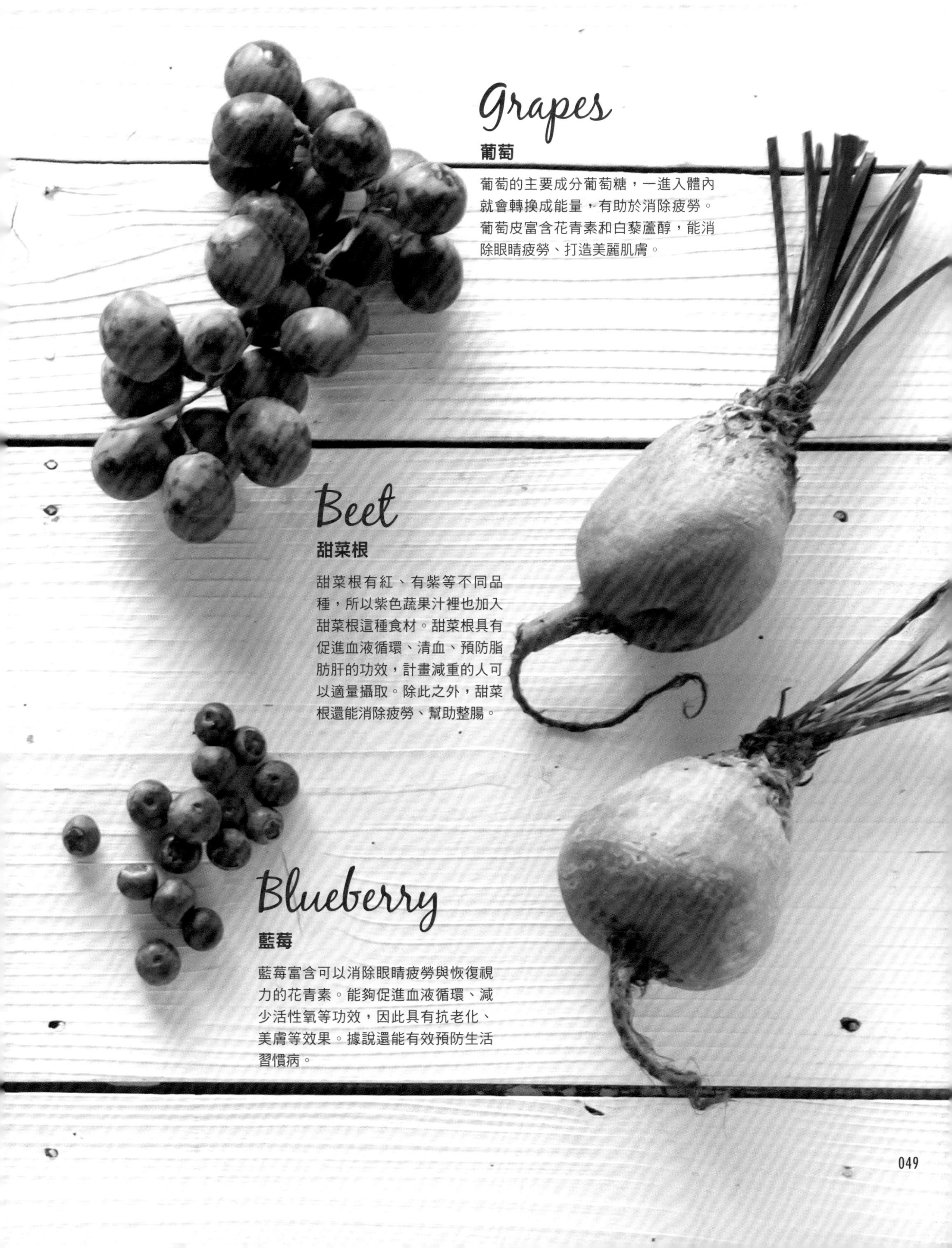

Grapes

葡萄

葡萄的主要成分葡萄糖，一進入體內就會轉換成能量，有助於消除疲勞。葡萄皮富含花青素和白藜蘆醇，能消除眼睛疲勞、打造美麗肌膚。

Beet

甜菜根

甜菜根有紅、有紫等不同品種，所以紫色蔬果汁裡也加入甜菜根這種食材。甜菜根具有促進血液循環、清血、預防脂肪肝的功效，計畫減重的人可以適量攝取。除此之外，甜菜根還能消除疲勞、幫助整腸。

Blueberry

藍莓

藍莓富含可以消除眼睛疲勞與恢復視力的花青素。能夠促進血液循環、減少活性氧等功效，因此具有抗老化、美膚等效果。據說還能有效預防生活習慣病。

Purple
1

【材料】

紫甘藍⋯1/4個（150g）

芹菜（莖）
　　⋯1根（70g）

葡萄柚⋯1/2個（190g）

檸檬⋯1個（100g）

萊姆⋯1/2個（50g）

【營養成分】

維生素A

維生素C

維生素K

維生素P

維生素U

異硫氰酸鹽

花青素

鉀

檸檬酸

類黃酮

萜烯

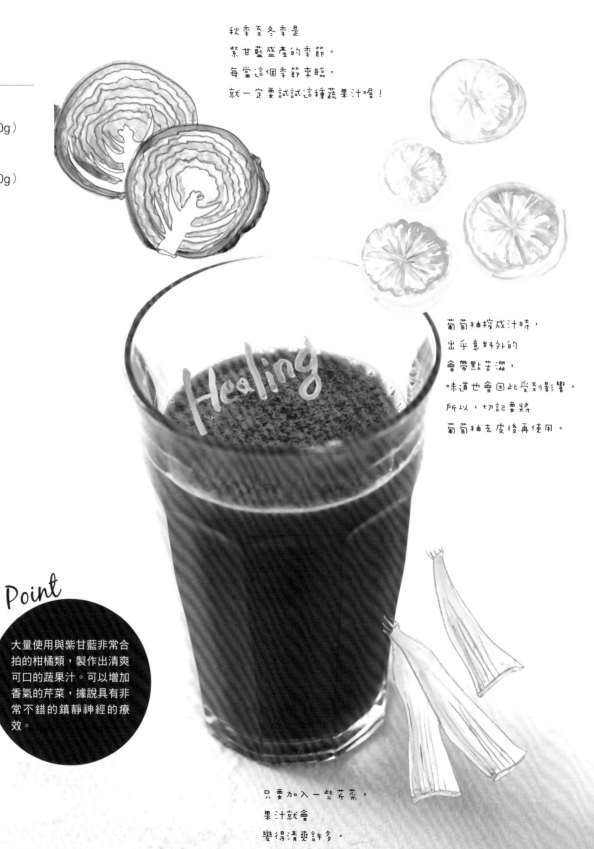

秋季至冬季是
紫甘藍盛產的季節。
每當這個季節來臨，
就一定要試試這種蔬果汁喔！

葡萄柚榨成汁時，
出乎意料外的
會帶點苦澀，
味道也會因此受到影響。
所以，切記要將
葡萄柚去皮後再使用。

Healing

Point

大量使用與紫甘藍非常合拍的柑橘類，製作出清爽可口的蔬果汁。可以增加香氣的芹菜，據說具有非常不錯的鎮靜神經的療效。

只要加入一些芹菜，
果汁就會
變得清爽許多。

Diet
Detox
Keep a youth
Become Beautiful skin

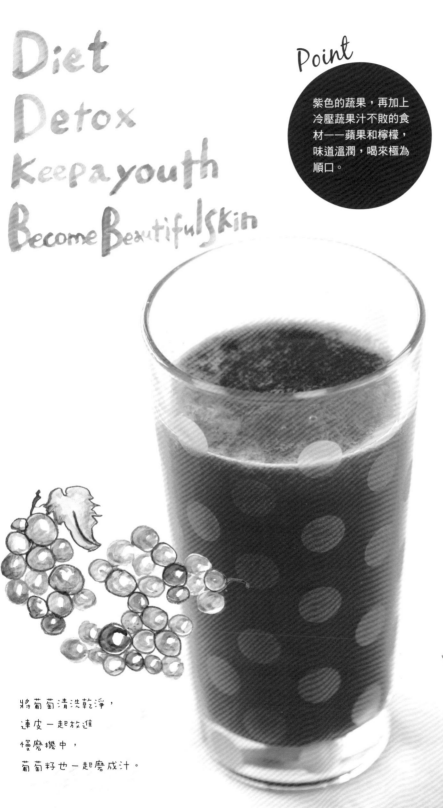

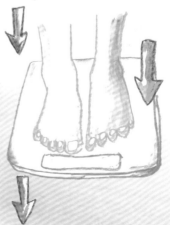

Point

紫色的蔬果，再加上
冷壓蔬果汁不敗的食
材——蘋果和檸檬，
味道溫潤，喝來極為
順口。

【材料】
紫甘藍…1/2個（300g）
葡萄…10顆（60g）
蘋果…1個（400g）
檸檬…1個（100g）

【營養成分】
維生素A
維生素C
維生素K
維生素P
維生素U
異硫氰酸鹽
花青素
葡萄糖
鐵
白藜蘆醇
亞麻仁油酸
鉀
果膠
槲皮素
檸檬酸

對減重的人來說，這也是一杯
再適合不過的蔬果汁喔！

fall weight

將葡萄清洗乾淨，
連皮一起放進
慢磨機中，
葡萄籽也一起磨成汁。

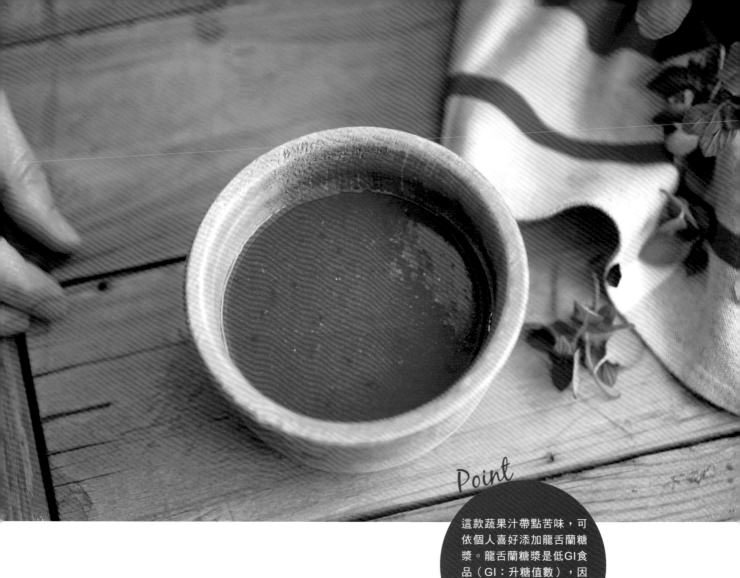

Point

這款蔬果汁帶點苦味，可依個人喜好添加龍舌蘭糖漿。龍舌蘭糖漿是低GI食品（GI：升糖值數），因血糖值上升速度較慢，據說適合減重的人使用。

Purple
3

【材料】	【營養成分】
紫甘藍…1/2個（300g）	維生素C
葡萄柚…1個（380g）	維生素K
生薑…1節	維生素U
薄荷…2把（6g）	檸檬酸
龍舌蘭糖漿（依喜好）…適量	異硫氰酸鹽
	花青素
	薑酮
	薑油
	薄荷腦

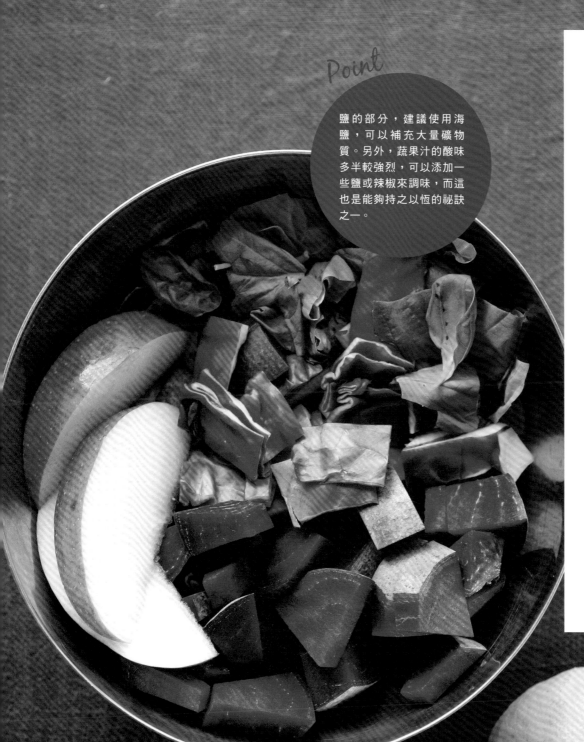

鹽的部分，建議使用海鹽，可以補充大量礦物質。另外，蔬果汁的酸味多半較強烈，可以添加一些鹽或辣椒來調味，而這也是能夠持之以恆的祕訣之一。

Purple
4

【材料】

紫甘藍…1/4個（150g）
甜菜根…1個（180g）
檸檬…1個（100g）
蘋果…1/4個（100g）
九層塔…1株（5g）
海鹽…少許

【營養成分】

維生素A
維生素C
維生素E
維生素K
維生素P
維生素U
檸檬酸
異硫氰酸鹽
花青素
鉀
鈉
鈣
鎂
甜菜鹼
甜菜青素
鐵
果膠
槲皮素

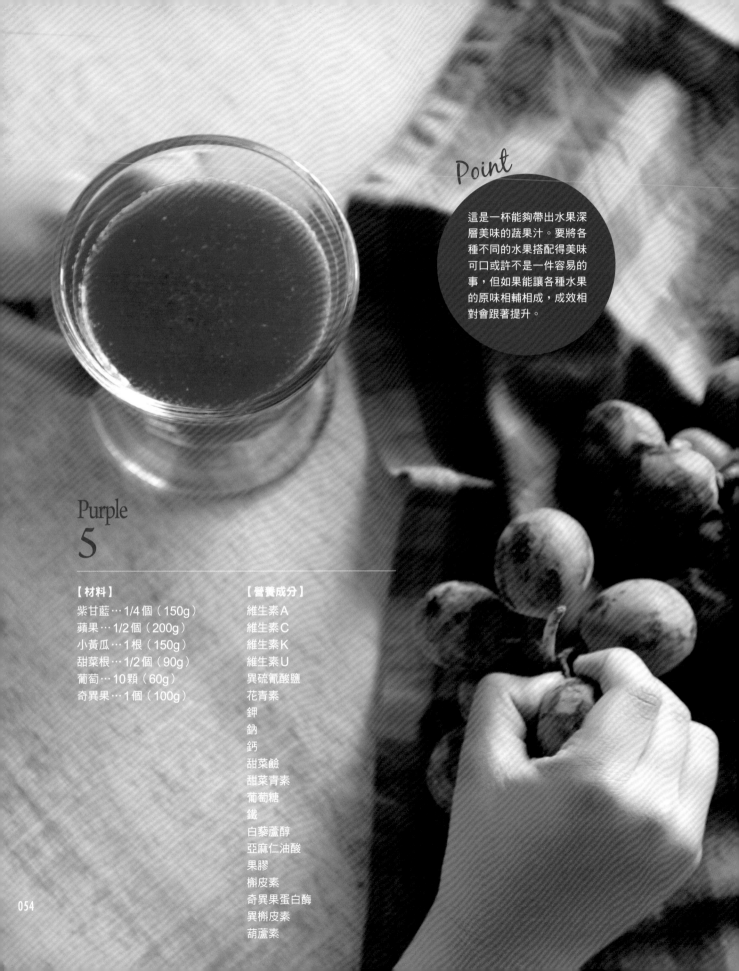

Point

這是一杯能夠帶出水果深層美味的蔬果汁。要將各種不同的水果搭配得美味可口或許不是一件容易的事，但如果能讓各種水果的原味相輔相成，成效相對會跟著提升。

Purple
5

【材料】
紫甘藍…1/4個（150g）
蘋果…1/2個（200g）
小黃瓜…1根（150g）
甜菜根…1/2個（90g）
葡萄…10顆（60g）
奇異果…1個（100g）

【營養成分】
維生素A
維生素C
維生素K
維生素U
異硫氰酸鹽
花青素
鉀
鈉
鈣
甜菜鹼
甜菜青素
葡萄糖
鐵
白藜蘆醇
亞麻仁油酸
果膠
槲皮素
奇異果蛋白酶
異槲皮素
葫蘆素

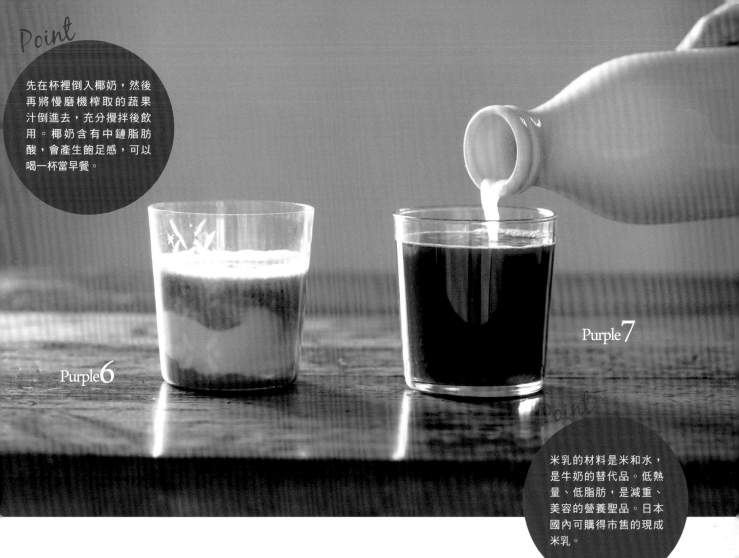

Point

先在杯裡倒入椰奶，然後再將慢磨機榨取的蔬果汁倒進去，充分攪拌後飲用。椰奶含有中鏈脂肪酸，會產生飽足感，可以喝一杯當早餐。

Purple 6

Point

米乳的材料是米和水，是牛奶的替代品。低熱量、低脂肪，是減重、美容的營養聖品。日本國內可購得市售的現成米乳。

Purple 7

Purple
6

【材料】	【營養成分】
小黃瓜…2根（300g）	維生素B
紫甘藍…1/4個（150g）	維生素C
藍莓…10顆	維生素E
椰奶…200ml	維生素K
	維生素U
	異硫氰酸鹽
	花青素
	鉀
	異槲皮素
	葫蘆素
	月桂酸
	鎂
	鐵

Purple
7

【材料】	【營養成分】
紫甘藍…1/2個（300g）	維生素B1
鳳梨…1/4個（200g）	維生素B2
芹菜（莖）…1根（70g）	維生素C
米乳…200ml	維生素E
	維生素K
	維生素U
	β-胡蘿蔔素
	檸檬酸
	異硫氰酸鹽
	花青素
	鳳梨蛋白酶
	鉀

White Juice

白色蔬菜多半帶有辛辣味，但據說辛辣成分具有抗菌效果。除此之外，不同於綠黃色蔬菜，這些被稱為淡色蔬菜的白色蔬果，多半對人體內臟具有溫和的保護作用。

Banana
香蕉

香蕉可以補給身體熱量，對消化和吸收也非常好，想要迅速消除疲勞、補給營養時，香蕉是最適合的水果。另一方面，香蕉富含鉀，具利尿和排毒的效果。

Turnip
蕪菁

蕪菁盛產於冬季，能夠溫熱身體、幫助整腸，另外也可以緩和胸口的灼熱感（火燒心）。富含維生素A、維生素C，能有效提升免疫力，達到美膚效果。蕪菁內含的鉀則可以預防水腫。

Cauliflower
白花椰菜

白花椰菜的維生素C含量較檸檬更多。維生素C可以提升免疫力，具消除疲勞、預防感冒、美膚的效果，據說還有強大的抗氧化作用。

Radish
白蘿蔔

白蘿蔔含有異硫氰酸鹽成分，這就是白蘿蔔之所以有辛辣味的原因。白蘿蔔有助於提升代謝，加速老舊廢物的排出。根部含有澱粉糖化酶，有助於促進消化和整腸作用。

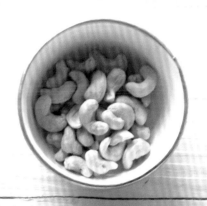

Rice milk
米乳

米乳的成分是米和水，在美國是相當普遍的飲料。因低熱量、低脂肪，常被用來取代牛奶。購買市面上的現成米乳來使用就可以了。

Nuts
堅果類

腰果、杏仁及花生等堅果。使用生堅果能讓味道更具深度與後韻，也能攝取到較好的油脂。

Melon
哈密瓜

與其他水果相比，哈密瓜含有豐富的鉀，不但利尿，也可以預防水腫。哈密瓜裡的糖分容易被人體吸收，所以沒有食慾的時候，非常適合來一點哈密瓜。另外，哈密瓜也具有降低人體溫度的效果，可用來預防中暑。

Celery
芹菜

芹菜的香氣能夠鎮靜神經，緩和疼痛。內含豐富的鉀，具利尿效果。維生素A能夠強化黏膜，提升免疫力。

Chinese cabbage
大白菜

大白菜含有大量維生素A和維生素C，據說具有預防感冒和美膚效果。另外，大白菜也助於促進排便、消解宿醉和排毒。

White
1

【材料】

白色花椰菜…1/2個（260g）
蕪菁…2個（200g）
香蕉…1根
生腰果（事先浸泡）…5大匙
水…200ml
鹽…少許

【營養成分】

鉀
維生素A
維生素C
花青素
鎂
果寡糖
澱粉糖化酶
澱粉酶
鋅

製作冷壓蔬果汁時，
在堅果類當中，
我最喜歡腰果。

基於蔬果汁的
顏色和風味，蕪菁只取
塊根部位使用就好。

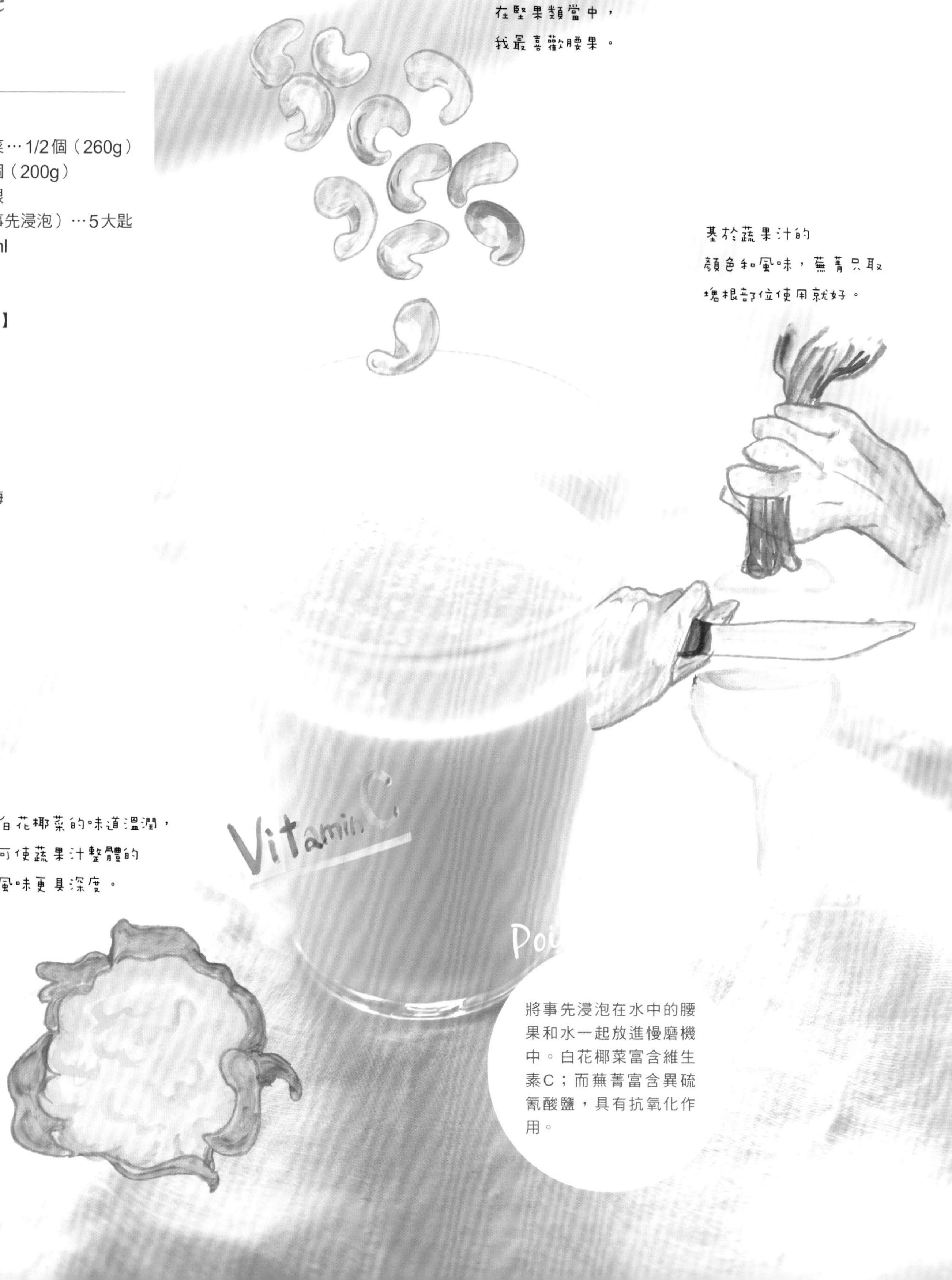

白花椰菜的味道溫潤，
可使蔬果汁整體的
風味更具深度。

Vitamin C

Pou

將事先浸泡在水中的腰
果和水一起放進慢磨機
中。白花椰菜富含維生
素C；而蕪菁富含異硫
氰酸鹽，具有抗氧化作
用。

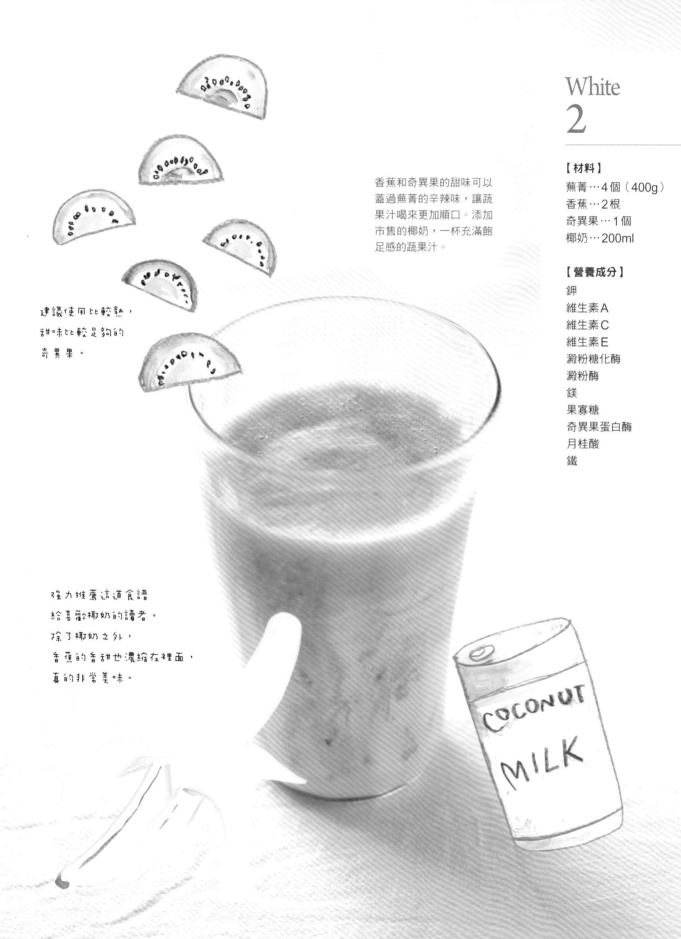

香蕉和奇異果的甜味可以
蓋過蕪菁的辛辣味，讓蔬
果汁喝來更加順口。添加
市售的椰奶，一杯充滿飽
足感的蔬果汁。

建議使用比較熟，
甜味比較足夠的
奇異果。

強力推薦這道食譜
給喜歡椰奶的讀者。
除了椰奶之外，
香蕉的香甜也濃縮在裡面，
真的非常美味。

COCONUT
MILK

【材料】
蕪菁…4個（400g）
香蕉…2根
奇異果…1個
椰奶…200ml

【營養成分】
鉀
維生素A
維生素C
維生素E
澱粉糖化酶
澱粉酶
鎂
果寡糖
奇異果蛋白酶
月桂酸
鐵

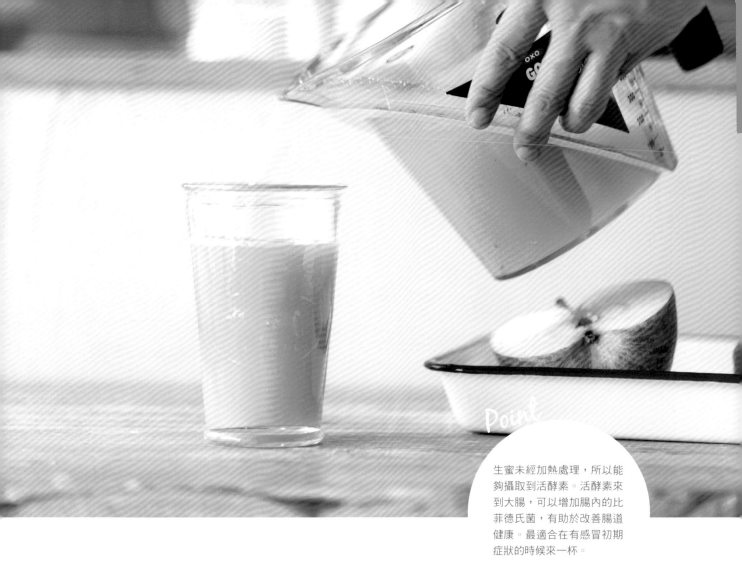

Point

生蜜未經加熱處理，所以能
夠攝取到活酵素。活酵素來
到大腸，可以增加腸內的比
菲德氏菌，有助於改善腸道
健康。最適合在有感冒初期
症狀的時候來一杯。

White
3

【材料】

蘋果…1又1/2個（600g）
白蘿蔔…3cm（100g）
檸檬…1個（100g）
生蜜…1大匙

【營養成分】

鐵
維生素A
維生素C
澱粉糖化酶
果膠
槲皮素

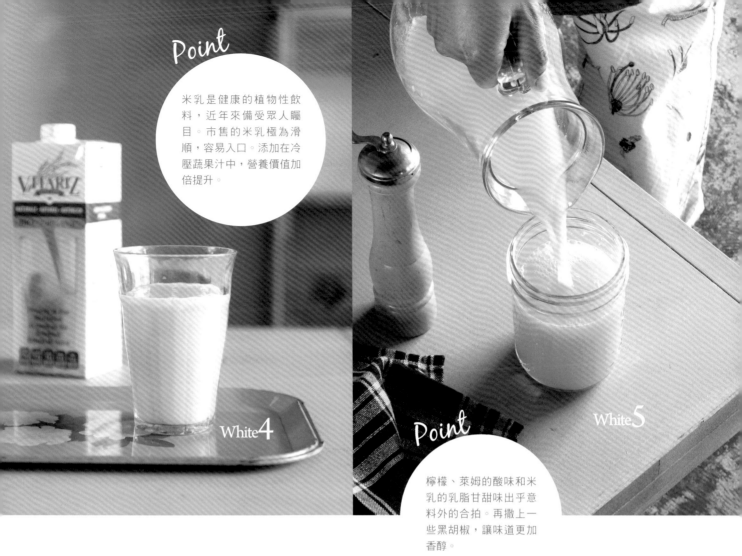

Point

檸檬、萊姆的酸味和米乳的乳脂甘甜味出乎意料外的合拍。再撒上一些黑胡椒，讓味道更加香醇。

White5

White
4

【材料】
高麗菜…1/2個（200g）
檸檬…3個（100g）
米乳…100ml

【營養成分】
維生素B₁
維生素B₂
維生素C
維生素E
維生素K
維生素P
維生素U
異硫氰酸鹽
檸檬酸

White
5

【材料】
萵苣…1/2個（120g）
檸檬…1個（100g）
萊姆…1個（100g）
芹菜（莖）…1根（70g）
米乳…100ml
黑胡椒…少許

【營養成分】
鉀
維生素A
維生素B₁
維生素B₂
維生素C
維生素E
維生素K
維生素P
β-胡蘿蔔素
鈣
鐵
檸檬酸
類黃酮
萜烯

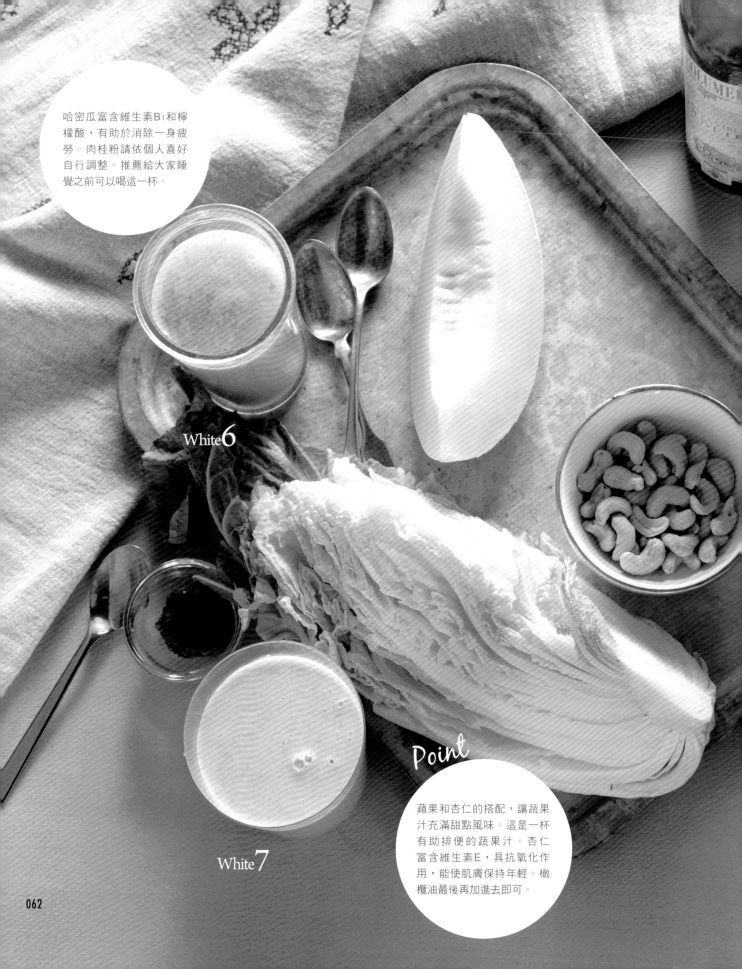

哈密瓜富含維生素B$_1$和檸檬酸，有助於消除一身疲勞。肉桂粉請依個人喜好自行調整。推薦給大家睡覺之前可以喝這一杯。

White6

Point

White 7

蘋果和杏仁的搭配，讓蔬果汁充滿甜點風味。這是一杯有助排便的蔬果汁。杏仁富含維生素E，具抗氧化作用，能使肌膚保持年輕。橄欖油最後再加進去即可。

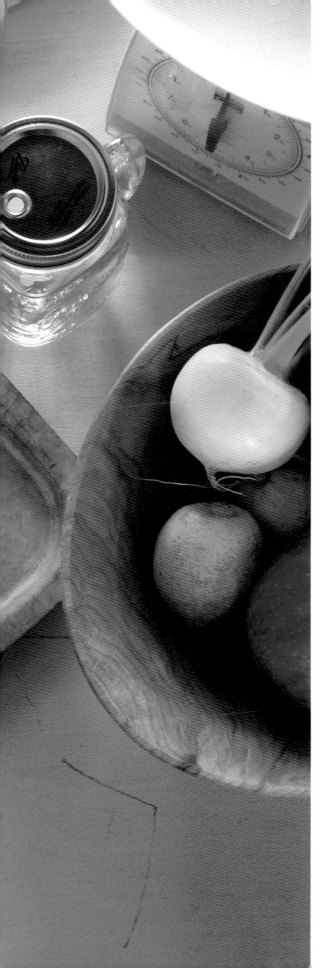

White
6

【材料】

哈密瓜⋯1/4個（250g）
大白菜⋯1/8個（150g）
生腰果（事先浸泡）⋯2大匙
水⋯100ml
肉桂粉⋯少許

【營養成分】

鉀
維生素A
維生素B$_1$
維生素C
維生素K
檸檬酸
泛酸
腺核苷酸
萜烯
異硫氰酸鹽
鋅
鎂

White
7

【材料】

蘋果⋯1個（400g）
蕪菁⋯2個（200g）
生杏仁（事先浸泡）⋯2大匙
水⋯200ml
特級初榨橄欖油⋯少許

【營養成分】

鉀
維生素A
維生素C
維生素E
澱粉糖化酶
澱粉酶
果膠
槲皮素
生育酚
油酸
亞麻仁油酸

自製堅果飲料

　　以添加堅果（未經加工處理的堅果）製作的飲料，不僅能凸顯冷壓蔬果汁的香氣與口味，亦能產生飽足感。生堅果含有抑制種子發芽，使其處於休眠狀態的物質，但這會妨礙酵素的運作，因此，要先將堅果泡在水裡，刺激堅果發芽，如此一來就能減輕消化負擔，促進營養吸收。

　　製作堅果飲料的方法其實非常簡單。只要將事先浸泡在水裡的堅果與浸泡用的水一起放進慢磨機裡就可以了。

　　夏季浸泡堅果的話，建議置於冰箱中，此外，一次大量浸泡的話，請置於冰箱中冷藏保存，並盡量於一星期左右使用完畢。

　　堅果飲料，直接喝很爽口，與蔬菜水果搭配在一起做成冷壓蔬果汁也非常美味。另一方面，榨汁完的堅果渣可以加在蛋糕、餅乾等烘焙甜點中，也可以與馬鈴薯一起加在濃湯裡。從汁到渣，完全不浪費，可以充分享受堅果的美味。

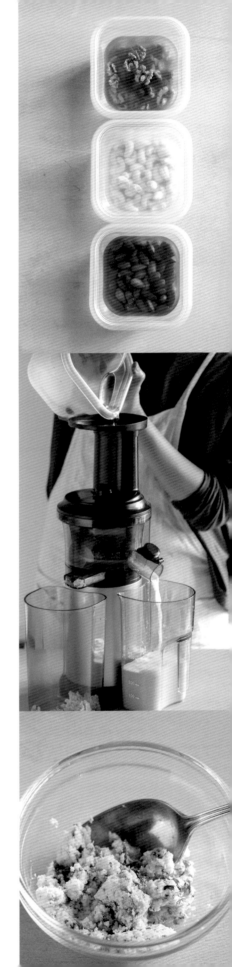

Chapter

3

SIMPLE

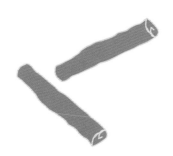

PLUS
ONE

添加超級食物與辛香料

以兼具美容、健康、減重效果而蔚為話題的超級食物，其實並非是指某些特定的食物，而是某些食物比其他一般食物含有更豐富的維生素、礦物質、葉綠素、胺基酸等人體所需的營養素，而大前提是這些營養素主要都來自植物食材（其中也有人提倡鮭魚、優格等動物食材）。

超級食物和辛香料多半以粉末狀或顆粒狀販售，只要在完成的蔬果汁上輕撒一些就可以了，非常方便。或許有些人會覺得超級食物的價格有些昂貴，但其實只需要一點點就能發揮非常好的效果，所以建議大家可依個人喜好常備一、兩種。

超級食物與辛香料有許多獨特的風味，味道不會一成不變，會依不同的搭配食材在口味上產生深淺不一的變化，能夠因此享受到各種新奇口味的冷壓蔬果汁，讓人多喝幾杯也不會厭倦。

以瑪卡為例，有著如白蘿蔔般的辛辣味，卻又帶著一絲微甜。這個味道美味與否見仁見智，但NASA以瑪卡作為太空食物，可見瑪卡是一種富含各種營養素的健康食材。還有奇異籽，浸泡在水裡會呈凝膠狀，猶如粉圓一樣滑順。咬起來有彈牙的感覺，口感非常新奇有趣。再來馬奇莓具有強烈酸味，建議盛裝在一些過甜或帶有蔬菜臭青味的蔬果汁上面。另外椰子油，最棒的特色就是那具有療癒效果的香氣。口感很沉穩，有種在舌頭上化開的感覺。最後介紹薑黃，充滿辛辣的香氣，一吃就上癮。

超級食物與辛香料不僅兼具健康和美容效果，更是讓享受冷壓蔬果汁之樂能夠持續下去的動力之一。

PLUS ONE 如何開始添加？

■ 依效果去挑選

超級食物就不用多說，辛香料中有不少備受漢方和民間療法重用的種類。一一瞭解各種超級食物與辛香料的效果，然後再從中挑選最適合自己的。

■ 容易入口的味道與口感

我想喝習慣冷壓蔬果汁的人，應該不太會在意味道和口感，但對初學入門者來說，冷壓蔬果汁算是不小的挑戰。所以，先從好喝、容易入口的蔬果汁開始，慢慢的就會樂在其中，享受各種不同的新口味與新奇的口感。

■ 最後撒上一點點

只要一點點就有足夠的功效，養成習慣每次只加一點點，不需要太多，如此一來就能讓冷壓蔬果汁成為生活的一部分。

　書中介紹的食譜只是個人的一點點建議，請大家務必多方嘗試，找出最適合自己的組合。

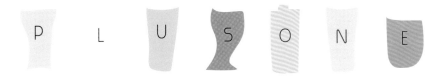

Super Food

加一些超級食物，
功效更加倍！

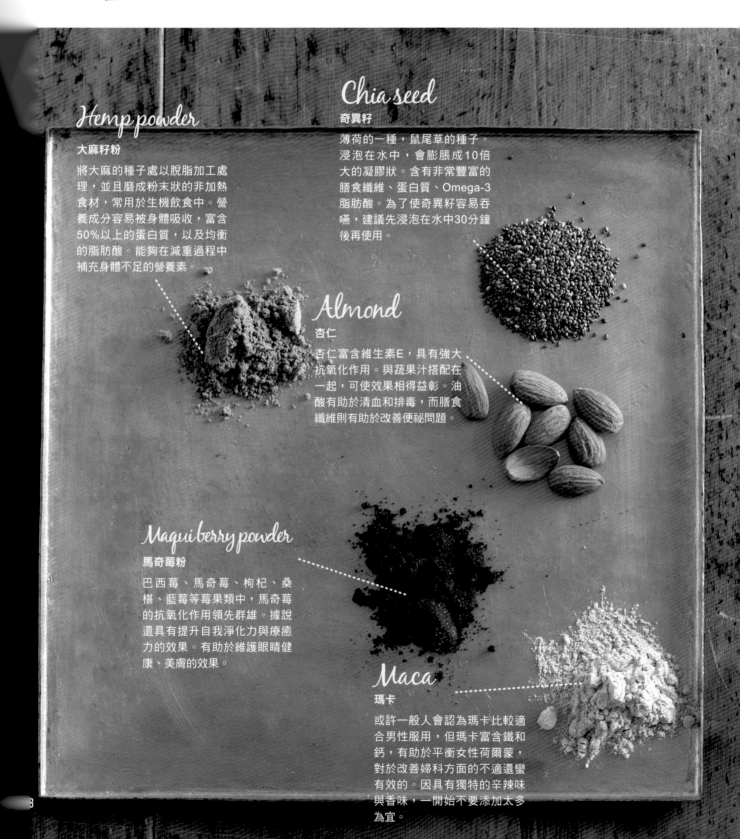

Hemp powder
大麻籽粉

將大麻的種子處以脫脂加工處
理，並且磨成粉末狀的非加熱
食材，常用於生機飲食中。營
養成分容易被身體吸收，富含
50%以上的蛋白質，以及均衡
的脂肪酸。能夠在減重過程中
補充身體不足的營養素。

Chia seed
奇異籽

薄荷的一種，鼠尾草的種子。
浸泡在水中，會膨脹成10倍
大的凝膠狀。含有非常豐富的
膳食纖維、蛋白質、Omega-3
脂肪酸。為了使奇異籽容易吞
嚥，建議先浸泡在水中30分鐘
後再使用。

Almond
杏仁

杏仁富含維生素E，具有強大
抗氧化作用。與蔬果汁搭配在
一起，可使效果相得益彰。油
酸有助於清血和排毒，而膳食
纖維則有助於改善便祕問題。

Maqui berry powder
馬奇莓粉

巴西莓、馬奇莓、枸杞、桑
椹、藍莓等莓果類中，馬奇莓
的抗氧化作用領先群雄。據說
還具有提升自我淨化力與療癒
力的效果。有助於維護眼睛健
康、美膚的效果。

Maca
瑪卡

或許一般人會認為瑪卡比較適
合男性服用，但瑪卡富含鐵和
鈣，有助於平衡女性荷爾蒙，
對於改善婦科方面的不適還蠻
有效的。因具有獨特的辛辣味
與香味，一開始不要添加太多
為宜。

01 奇異籽

泡水10分鐘，膨脹10倍

甜菜根1個、檸檬1個
＋奇異籽（事先浸泡）依個人喜好的量

能與甜菜根充分搭配的組合。雖然外觀或許有些怪，但吸飽水的奇異籽會增加飽足感。有助於減少信手拈來零嘴的次數。

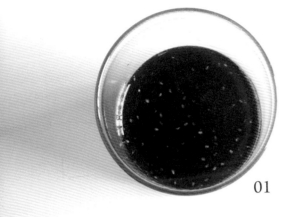

01

02 大麻籽

獨特的香味

小松菜2株、芹菜1根、奇異果1個、蘋果1/2個
＋大麻籽粉1/2小匙～依個人喜好的量

富含均衡營養素的大麻籽粉具有獨特的香氣，推薦給剛開始嘗試超級食物的初學者。外觀像抹茶，口感也不錯，喝來極為順口。

03 瑪卡

良藥苦口

胡蘿蔔1根、蘋果1個、生薑1節
＋瑪卡1/4小匙～依個人喜好的量

瑪卡帶有苦味、酸味和辣味，對剛接觸的人來說，或許不太容易接受。但瑪卡可謂是超級食物中的超級食物，建議由少逐量增加。

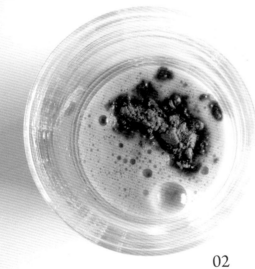

02

04 杏仁

美麗要先從排毒做起

小黃瓜2根、薄荷2把、芹菜1根
＋杏仁（切細切碎）1大匙

杏仁的熱量雖然較高，但排毒效果相當不錯。不適合過量攝取，加一些在榨好的蔬果汁上剛剛好。無可挑剔的美味深具魅力。

05 馬奇莓

抗氧化是巴西莓的7倍

蘋果1個、檸檬1個、菠菜2株、高麗菜1/4個
＋馬奇莓粉1/2小匙～依個人喜好的量

馬奇莓原生於智利的巴塔哥尼亞，因稀少而珍貴。有莓果類特有的酸味，是一種適合搭配各種蔬菜、水果的超級水果。

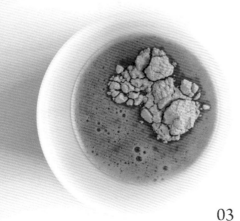

03

Super Food

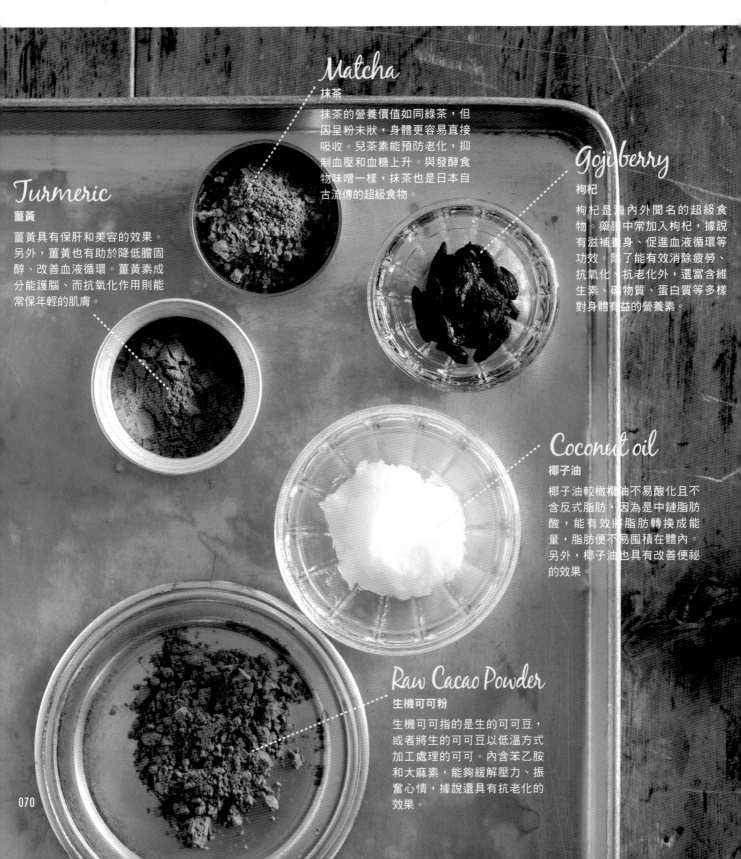

Matcha
抹茶

抹茶的營養價值如同綠茶，但因呈粉末狀，身體更容易直接吸收。兒茶素能預防老化，抑制血壓和血糖上升。與發酵食物味噌一樣，抹茶也是日本自古流傳的超級食物。

Goji berry
枸杞

枸杞是海內外聞名的超級食物。藥膳中常加入枸杞，據說有滋補養身、促進血液循環等功效。除了能有效消除疲勞、抗氧化、抗老化外，還富含維生素、礦物質、蛋白質等多樣對身體有益的營養素。

Turmeric
薑黃

薑黃具有保肝和美容的效果。另外，薑黃也有助於降低膽固醇、改善血液循環。薑黃素成分能護腦、而抗氧化作用則能常保年輕的肌膚。

Coconut oil
椰子油

椰子油較橄欖油不易酸化且不含反式脂肪，因為是中鏈脂肪酸，能有效將脂肪轉換成能量，脂肪便不易囤積在體內。另外，椰子油也具有改善便祕的效果。

Raw Cacao Powder
生機可可粉

生機可可指的是生的可可豆，或者將生的可可豆以低溫方式加工處理的可可。內含苯乙胺和大麻素，能夠緩解壓力、振奮心情，據說還具有抗老化的效果。

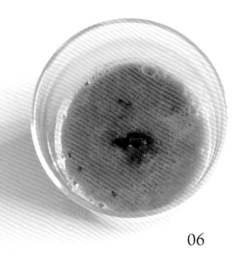

06

06 枸杞

漢方認證的效果

胡蘿蔔1根、柳橙1個、高麗菜1/8個、香芹1株
＋枸杞（以水浸泡）1小匙

枸杞具有恢復視力、促進血液循環、保護肝功能及改善腰痛等多項優點，是可以常食用的超級食物。自古被視為長生不老的著名藥材，備受重視。

07 薑黃

肝臟健康，人就美麗

米乳400ml
＋薑黃少許

薑黃指的是能夠有效防止宿醉而出名的黃薑。有些許苦味，但這種苦味十分溫和。若想擁有一身美麗的肌膚，薑黃是非常不錯的選擇。

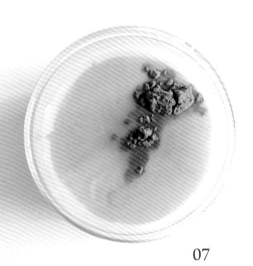

07

08 椰子油

以冷壓方式壓榨

菠菜3株、小黃瓜1根、檸檬1個
＋椰子油1小匙～依個人喜好的量

如果覺得冷壓蔬果汁有比較強烈的臭青味，只需添加一些椰子油，味道就會變得溫和與順口許多。建議選購以冷壓方式製作的椰子油，這種椰子油的營養素較多。

09 抹茶

源自日本的超級食物

日本水菜5株、菠菜2株、茼蒿2株、芹菜1根
＋抹茶1小匙

抹茶富含維生素，有助於促進肌膚的新陳代謝與膠原蛋白的生成。味道當然不在話下，配色的話，盡量挑選綠色的蔬菜。

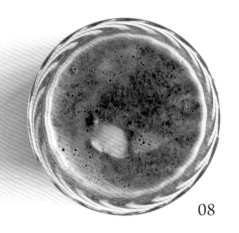

08

10 生機可可

身體健康＆心情愉快

核桃飲料400ml
＋可可粉1小匙～依個人喜好的量

低脂肪又健康的可可，是一種會帶給人幸福感覺的食材，推薦給身心容易囤積壓力的人。核桃飲料的製作方法，請參照P.64。

Spice

辛香料改變味道與香氣，
享受百喝不厭的冷壓蔬果汁！

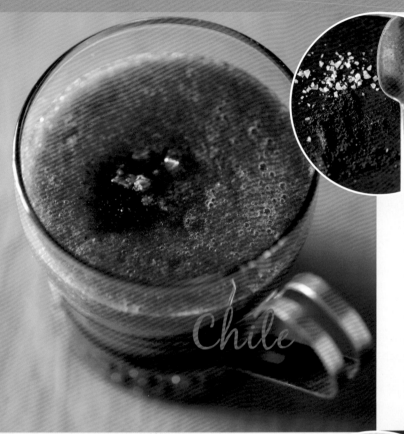

Chile

01　辣椒粉

墨西哥料理常用的辣椒粉，由辣椒等調製而成的辛香料。辣椒粉中的辣椒素，據說有助於減重。若沒有食慾時，建議添加一些辣椒粉。

添加海鹽，增加礦物質
**番茄2個、芹菜1根、覆盆子15顆、海鹽少許
＋辣椒粉少許**

基本上，一般的果菜汁都以番茄和芹菜等食材為主。除了辣椒粉外，添加一些富含礦物質的海鹽，可以讓蔬果汁的味道更具深度。

02　肉豆蔻

要消除漢堡肉等食物中的肉腥味時，通常會添加一些肉豆蔻。香味和口感都帶點刺激，能夠有效溫熱身體。若長期深受四肢冰冷所苦的人，建議攝取一些肉豆蔻。

解決四肢冰冷的常備辛香料
**綜合生菜葉1袋、萵苣1/2個、小黃瓜1根、
蘋果1/2個、椰糖適量
＋肉豆蔻粉少許**

在葉菜類中添加一些肉豆蔻，能夠減少蔬菜的臭青味。使用量無需太多。至於椰糖，建議使用Brown Sugar 1st。

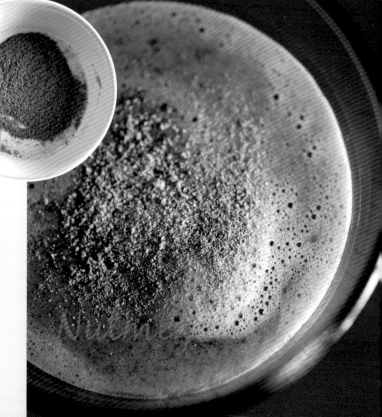

Nutmeg

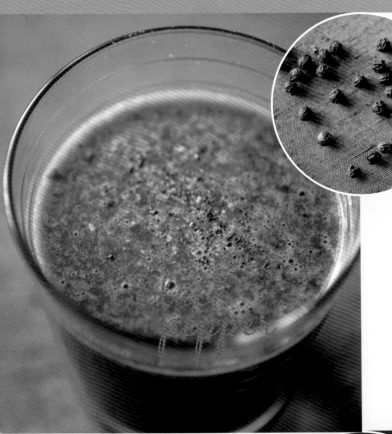

03　黑胡椒

黑胡椒是漢方常使用的調味料之一，具抗氧化作用與幫助消化的功效。可以提升代謝力，讓身體流汗，因此不僅能預防感冒，也有助於預防肥胖。據說刺激味與香味具有療癒效果。

增加辛辣刺激感

菠菜4株、柳橙1個、檸檬1/2個、萊姆1/2個＋黑胡椒少許

如果每次只以自己喜歡的食材搭配組合，久而久之會因為味道過於單調而喝膩。試著在冷壓蔬果汁上撒些剛磨好的黑胡椒，可以讓口感增添一些刺激感。

04　肉桂

據說肉桂能夠促進血液循環，改善手腳冰冷問題；對於減重也有一定的功效。另外，眼睛四周有不少微血管，在肉桂的促進血液循環下，能有效改善細紋、鬆弛和黑眼圈等問題。肉桂亦可以活化成長荷爾蒙，睡前攝取一些的話，有助於打造美麗肌膚。

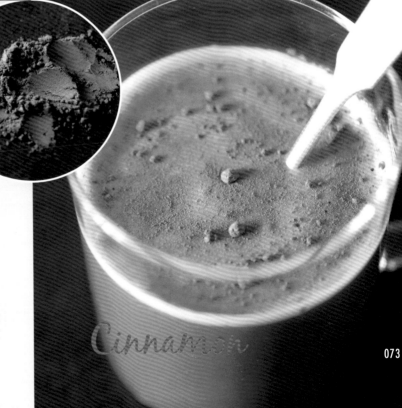

改善黑眼圈和眼下細紋

小松菜3株、高麗菜1/4個、蘋果1/2個、葡萄10顆＋肉桂粉少許

對於有不少微血管聚集的臉部，據說肉桂能有效改善這些因微血管循環不良而衍生出來的問題。與其使用化妝品拼命遮掉這些討人厭的黑眼圈與細紋，不如先從照顧好身體開始。

Spice

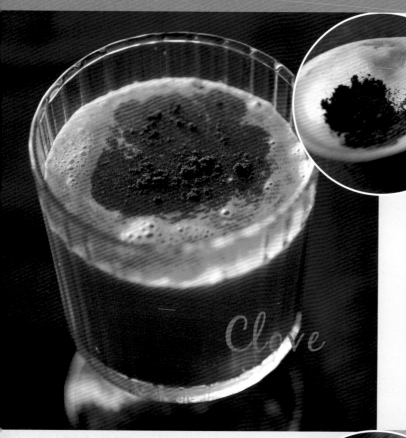

Clove

05　丁香

丁香具高抗氧作用，能預防老化。另外，將丁香釘進柳橙或橘子中製成香球「丁香球」，據說可以帶來好運，歐美地區常製作丁香球作為朋友間互相贈送的聖誕節禮物。作為食材的話，丁香與柑橘類的搭配，也是最佳拍檔。

緩和疼痛，具鎮靜效果
**胡蘿蔔1根、檸檬1個、蘋果1/4個、柳橙1個
＋丁香粉少許**

丁香具有不錯的止痛效果，能緩和惱人的牙痛。具濃郁香甜味與辛辣味，獨特的味道帶給味蕾與眾不同的刺激。

06　葛縷子（姬茴香）

帶有輕爽的香味與淡淡的甜味，是一種輕觸舌尖就能感受心情放鬆的味道。有助於身體排放廢氣，當覺得有便祕或腹脹問題時，攝取一些葛縷子會有所改善。

適合夏季的清爽感
**高麗菜1/2個、檸檬1個、芹菜（葉片）1根分量、蘋果1/4個
＋葛縷子籽1小撮**

吃了會上癮，具有爽快味道的葛縷子。沒有食慾、有點熱中暑時，加一點在蔬果汁中，就能立即享受清新的好滋味。

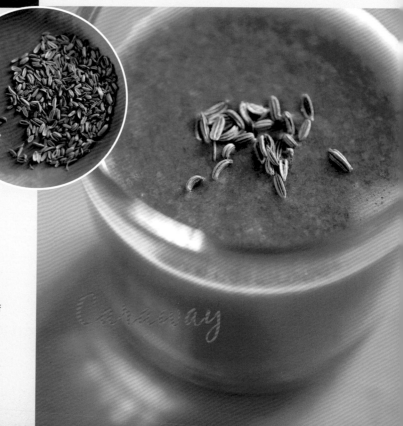

Caraway

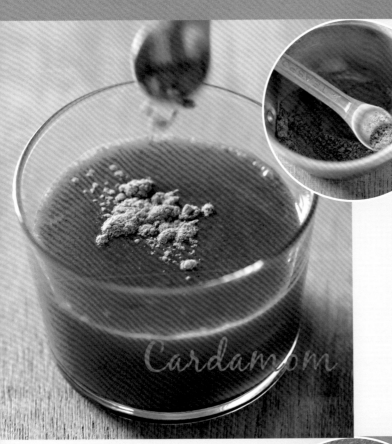

Cardamom

07　白荳蔻

具獨特幽香，常用於製作咖哩或甜點。有助於降低身體溫度和幫助消化，是阿拉伯各國不可或缺的香料。在沙烏地阿拉伯，常見人手一杯名為「Gahwa」的白荳蔻咖啡。

自古珍貴的香料
胡蘿蔔1根、檸檬1個、生薑1節、薄荷1小把
＋白荳蔻少許

白荳蔻有「香味王者」的稱號，濃醇清爽的香味中帶點異國情調的風味。據說在古代埃及，白荳蔻是神聖的香薰。

08　茴香（Fennel）

帶甜味與相似於柑橘類的酸味，香氣充滿清新的感覺。有助於將多餘的水分排出體外，有效預防水腫和減重。促進食慾的同時，還能有效幫助消化。

活化女性荷爾蒙
高麗菜1/2個、黃椒1個、檸檬1/2個、生薑1節
＋茴香籽1小撮

自古以來茴香常用於減重塑身，非常適合與萬病良藥的生薑搭配一起使用。能有效幫助消化，酒喝多的隔日可以來杯茴香蔬果汁。

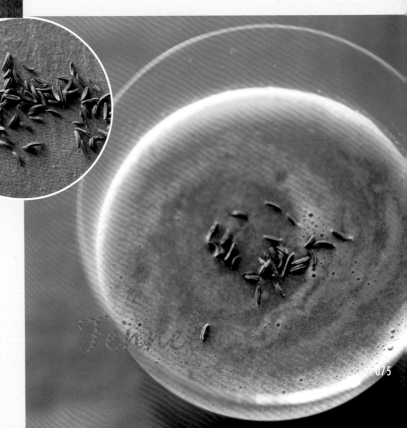

Fennel

簡單的雙食材組合

　　若到餐廳點一杯冷壓蔬果汁，少說都要1000日圓起跳，比起一般新鮮果汁要貴上許多。這是因為製作一杯冷壓蔬果汁需要使用非常多的食材。正因為使用講究品質的新鮮食材，價格自然居高不下。

　　因此，即便打算自己在家裡打一杯冷壓蔬果汁，一想到「無法準備那麼多食材！」就不禁打了退堂鼓，我想應該有不少人會有這種想法吧！

　　最理想的蔬果汁當然是準備越豐富的食材越好，但我希望大家飲用冷壓蔬果汁並非只是為了跟流行，而是要能夠長久持續下去。因此，在這裡我想提供一些簡單又能夠持續下去的食譜，就算無法一次備齊太多食材，只要準備兩種，就能製作美味的冷壓蔬果汁。

　　使用各式各樣的蔬菜，當味道全混雜在一起時，自然會覺得難以下嚥，但如果只有兩種的話，味道一致，身體也比較容易接受。只要想到「今天也喝了冷壓蔬果汁」，心情就會得到滿足。

Combination 1

柳橙 1個　胡蘿蔔 1根

柳橙和胡蘿蔔是冷壓蔬果汁最常使用的兩種招牌食材。搭配度高，幾乎不會失敗的美味組合。這兩種食材終年都買得到，再加上容易搭配其他食材，是最不可或缺的常備食材。胡蘿蔔愈紅，胡蘿蔔素含量愈豐富。

Orange ✛ Carrot

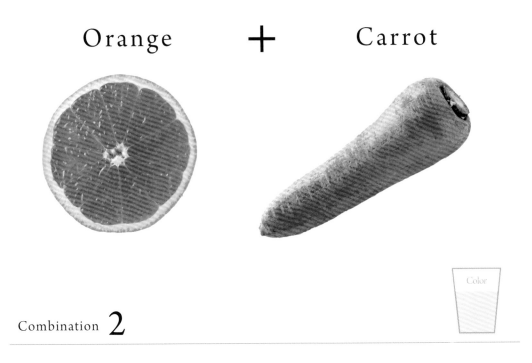

Combination 2

檸檬 2個　萊姆 1個

能夠直接感受柑橘類清新爽朗的酸味，一杯充滿維生素C，可令人完全清醒過來的新鮮蔬果汁。對於消除疲勞也非常有效。挑選檸檬和萊姆時，盡量挑選顏色均一、有光澤且有重量的。愈有香氣就愈熟成。盡量挑選國產、沒有使用農藥的檸檬和萊姆。

Lemon ✛ Lime

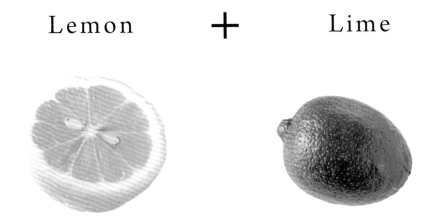

Combination of the TWO

番茄 3個　蘋果 1個

番茄與蘋果的組合有助於消除腹脹問題。充滿能量的紅色蔬果汁。蘋果會散發許多猶如成長荷爾蒙，會使其他食材熟成的乙烯，所以與其他蔬果放在一起時，要特別注意。若買來的番茄不夠熟，可利用蘋果的這個特性加速番茄的熟成。

Tomato　＋　Apple

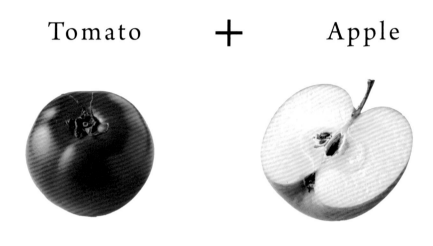

生薑 2節　辣椒 1根

這似乎是可以取代酒類的刺激性短飲型飲料（short drink）。喝了身體會慢慢溫熱起來。生薑沒用完的話可能會壞掉，可在附有蓋子的密封容器中裝滿水，然後將未用完的生薑置於水中保存。每隔數天就換一次水，大概可以保存1個月左右。

Ginger　＋　Red pepper

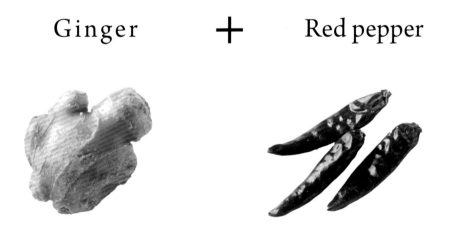

Combination 5

小松菜 3株　檸檬 2個

有種「充分攝取蔬菜」感覺的蔬果汁。飲用這種冷壓蔬果汁，會讓人打從心底振奮起來。小松菜自收成以來，會隨時間開始慢慢變皺，葉片尖端部位也會開始捲曲，所以盡量挑選整體葉片很有活力，顏色深綠的小松菜。

Komatsuna ＋ Lemon

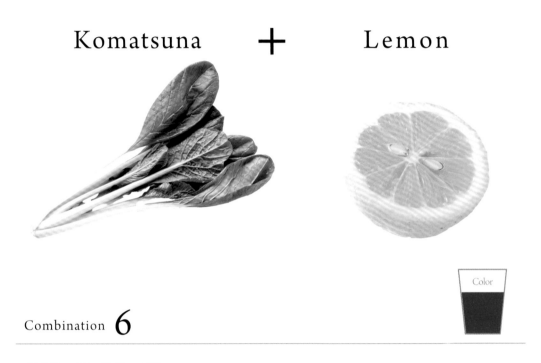

Combination 6

甜菜根 1個　葡萄 10顆

可以提升女性魅力，達到護眼明眸的效果，一杯洋溢性感紫色的冷壓蔬果汁。大的甜菜根，裡面的纖維可能比較鬆軟，盡量挑選有重量且較硬的。如果甜菜根上還有葉片的話，請挑選葉片比較新鮮水嫩的。

Beet ＋ Grapes

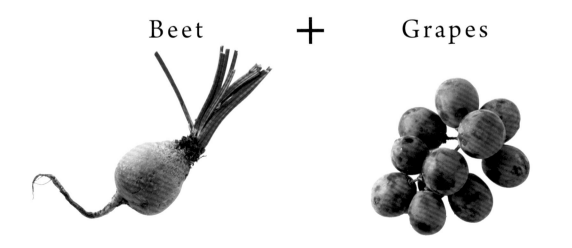

Combination 7

Color

白蘿蔔 3cm　蘋果 1個

想要提升免疫力，打造無病痛身體的人，誠心推薦這個組合給您。白蘿蔔依部位的不同，有甜有辣。因冷壓蔬果汁使用的是未烹調的白蘿蔔，會直接感受白蘿蔔最原本的滋味，所以建議大家使用靠近葉片，較甜的那個部位。另外，可以隨個人喜好添加一些生蜜，讓蔬果汁更加順口。

Radish ＋ Apple

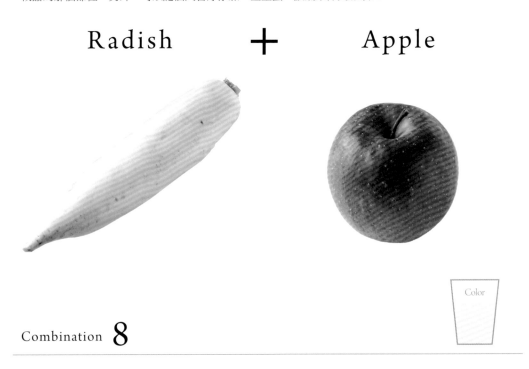

Combination 8

Color

堅果飲料 400ml　肉桂 少量

以生堅果製作的蔬果汁（製作方法請參照P.64），再添加一些肉桂，一道能夠讓人放鬆心情的飲品。撒上肉桂粉會比較容易處理，但也可以將肉桂棒浸在飲品中，享受不一樣的風味。另外，可依個人喜好敲碎一些生堅果加進去，搭配在一起吃也非常美味。

Nuts milk ＋ Cinnamon

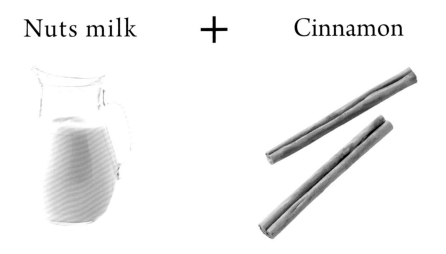

Combination **9**

芹菜 1株　番茄 3個

如同美味蔬菜湯般的蔬果汁。撒上一些鹽，更有味道也更容易入口。榨完的果渣可以活用在咖哩或漢堡排上。挑選芹菜時，請盡量選莖粗、較圓、多筋、葉片新鮮水嫩的。

Celery ＋ Tomato

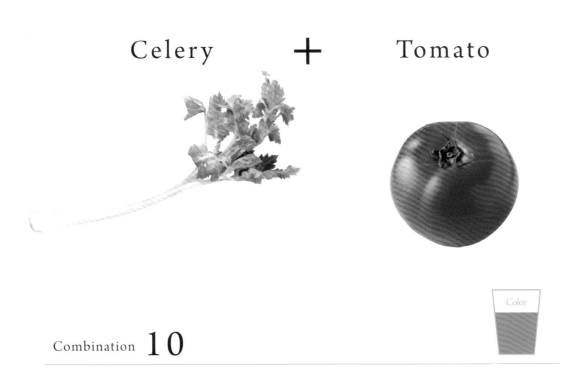

Combination **10**

菠菜 3株　小黃瓜 2根

這種「蔬菜×蔬菜」的組合比較適合已經喝習慣冷壓蔬果汁的人。含水95％以上的小黃瓜能夠滋潤喉嚨，有助於將體內多餘的水分排出去。小黃瓜若遇太冷，維生素C容易遭到破壞，所以置於冰箱保存時，最好要立起來。若是冬天的話，只需置於通風良好的陰涼處保存即可。

Spinach ＋ Cucumber

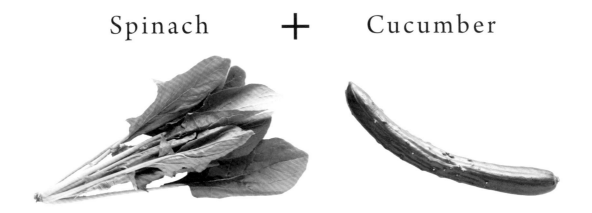

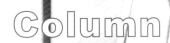

蔬果渣的保存方法

　　製作冷壓蔬果汁的過程中，免不了一定會產生蔬果渣。蔬果汁是主角，所以不少人可能都會將蔬果渣直接丟棄，但其實只要稍微費點功夫，蔬果渣就能變身美味的料理。書中推薦了一些使用蔬果渣烹調的料理，歡迎大家多多參照P.92起的「活用蔬果渣的料理食譜」。

　　如果沒有要立即使用蔬果渣的話，建議以冷凍方式保存。若計畫善用蔬果渣製作料理的話，使用慢磨機榨取蔬果汁之前，有幾個重點想請大家特別留意。

● 特別注意柑橘類

柑橘類經加熱後會出現苦味，因此榨汁前，建議先去皮，或是料理時減少蔬果渣的使用量。另外，若是特地要製作保留柑橘皮苦味的料理或甜點時，連同柑橘皮一起榨成汁也是OK的。

● 去籽去核

柑橘、蘋果、葡萄等有籽或核的水果，要先去籽去核後再放進慢磨機中榨汁。

● 分門別類

葉菜類、根菜類、柑橘類等，同類型的蔬果渣放在一起保存，如此一來味道就不會混雜在一起，用於製作料理時也較為方便。

● 標記食材名和日期

光從蔬果渣的外觀看不出裡面是什麼食材。另外，時間久了也難以確定蔬果渣的新舊，為了避免混淆，最好事先在蔬果渣外袋上標記食材內容和日期。

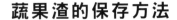

Chapter
4
TRY

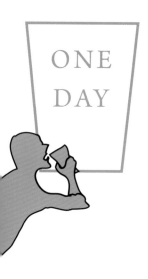

ONE
DAY

以冷壓蔬果汁度過1天

　　想讓身材變纖細、想淨化身體排毒、想改善體質。不要忘記這些初衷，一起來嘗試冷壓蔬果汁吧！但切記，勉強硬撐是大忌。想要持續冷壓蔬果汁的飲食方法，最重要的就是配合自己的身體狀況隨時調整。認真面對自己的身體，一定會有新的發現，絕對能夠感受得到身體的變化。

　　想要體會冷壓蔬果汁帶來的功效，最好要持續3天以上，但這裡先向大家介紹1天份的菜單。

　　在平日忙於工作的生活中，要每天持續冷壓蔬果汁的飲食並非容易的事。因此，選一天週末日，或者選一天平日，挑戰一星期一天冷壓蔬果汁的飲食，也是長久持續下去的訣竅之一。一星期一次或許無法立即見效，但你一定感覺得到身體慢慢變輕盈，心情也逐漸愉快起來。

　　嘗試幾次ONE DAY菜單後，若覺得能夠持續下去的話，就慢慢增加天數吧！

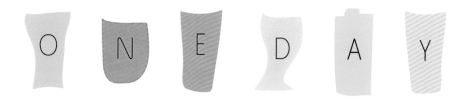

ONE DAY 菜單的初學者

keep
my
Bottle

■ 1天合計2400ml

書中的食譜以1杯400ml為基準。從紅、黃·橘、綠、紫、白5種蔬果汁中各挑一種自己喜歡的組合,然後另外依個人喜好再從中挑一杯。共6杯,合計一天至少喝2400ml。

■ 務必從Green juice中選一種

攝取大量綠黃色蔬菜,能加倍提升排毒效果。建議在活動開始之前的早晨或中午飲用。

■ 從White juice的堅果飲料系列蔬果汁中選500ml

生堅果富含蛋白質和脂質,能夠增加飽足感。為了不使睡前因空腹而睡不著,白色蔬果汁適合於睡前飲用。稍微多一些,500ml左右。

■ 全部一起事先榨好也沒關係

榨好的新鮮果汁立刻喝當然最好,但冷壓蔬果汁沒立即喝完也無妨。可以在挑戰ONE DAY冷壓蔬果汁飲食的前一天將所有冷壓蔬果汁一次備齊,如此一來當天就能愉快的好好享用。

集中修補疲勞帶來的損害
5 Colors + 1 Spice

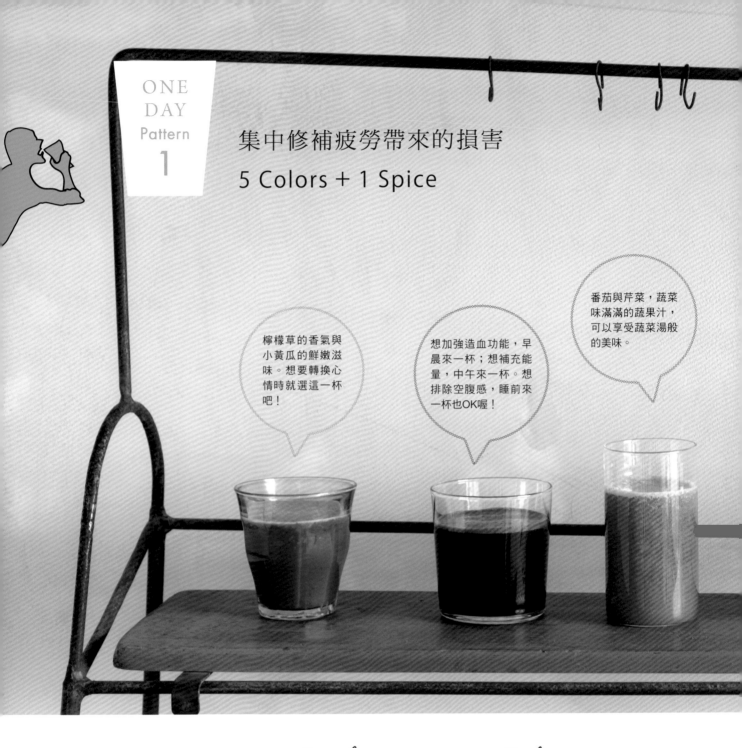

檸檬草的香氣與小黃瓜的鮮嫩滋味。想要轉換心情時就選這一杯吧！

想加強造血功能，早晨來一杯；想補充能量，中午來一杯。想排除空腹感，睡前來一杯也OK喔！

番茄與芹菜，蔬菜味滿滿的蔬果汁，可以享受蔬菜湯般的美味。

Green

飲用時間
下午

【材料】
菠菜…4株
小黃瓜…1又1/2根
檸檬…1個
檸檬草…10株
鹽…少許

Purple

飲用時間
中午&晚上

【材料】
紫甘藍…1/4個
蘋果…1/2個
小黃瓜…1根
甜菜根…1/2個
葡萄…10顆
奇異果…1個

Red

飲用時間
整天

【材料】
番茄…2個
蘋果…1/2個
檸檬…1個
芹菜（莖）…1根

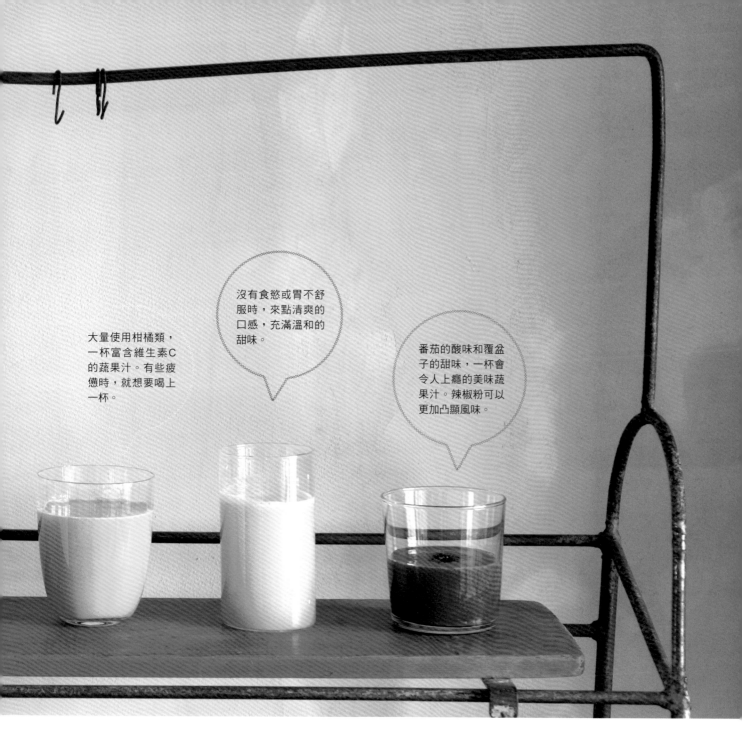

大量使用柑橘類，
一杯富含維生素C
的蔬果汁。有些疲
憊時，就想要喝上
一杯。

沒有食慾或胃不舒
服時，來點清爽的
口感，充滿溫和的
甜味。

番茄的酸味和覆盆
子的甜味，一杯會
令人上癮的美味蔬
果汁。辣椒粉可以
更加凸顯風味。

Yellow&Orange

【材料】
柳橙⋯1個
黃椒⋯1個
檸檬⋯1個
蘋果⋯1/2個

飲用時間
早晨

White

【材料】
蘋果⋯1又1/2個
白蘿蔔⋯3cm
檸檬⋯1個
生蜜⋯1大匙

飲用時間
早晨

Spice

【材料】
番茄⋯2個
芹菜⋯1根
覆盆子⋯15顆
海鹽⋯少許
辣椒粉⋯少許

飲用時間
中午

打造美麗肌膚
5 Colors + 1 Super food

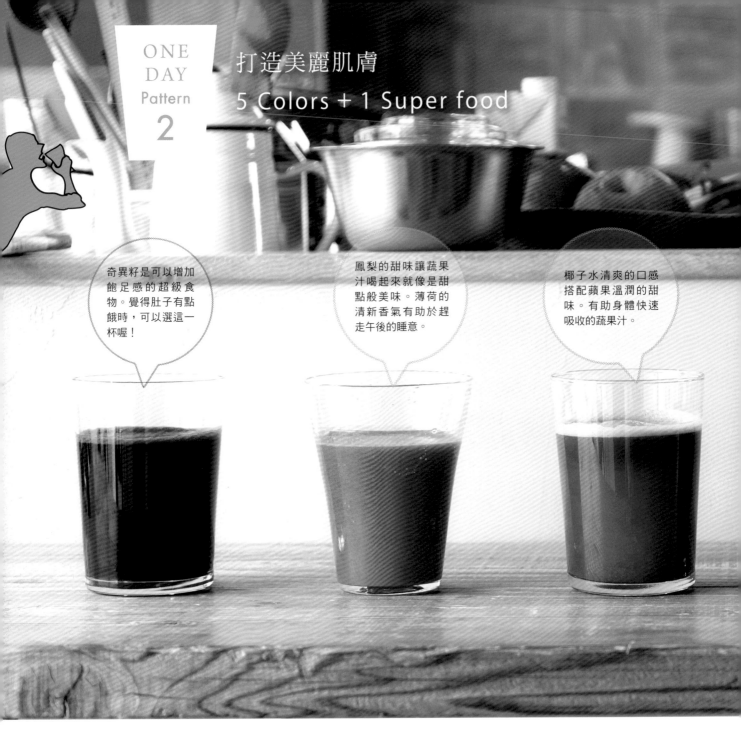

奇異籽是可以增加飽足感的超級食物。覺得肚子有點餓時，可以選這一杯喔！

鳳梨的甜味讓蔬果汁喝起來就像是甜點般美味。薄荷的清新香氣有助於趕走午後的睡意。

椰子水清爽的口感搭配蘋果溫潤的甜味。有助身體快速吸收的蔬果汁。

Super food

【材料】

甜菜根…1個
檸檬…1個
奇異籽（事先浸泡）…依喜好

飲用時間
早晨&晚上

Yellow&Orange

【材料】

胡蘿蔔…1根
鳳梨…1/4個
萊姆…1個
薄荷…1把

飲用時間
下午

Green

【材料】

小松菜…3株
蘋果…1個
薄荷…1把
椰子水…200ml

飲用時間
整天

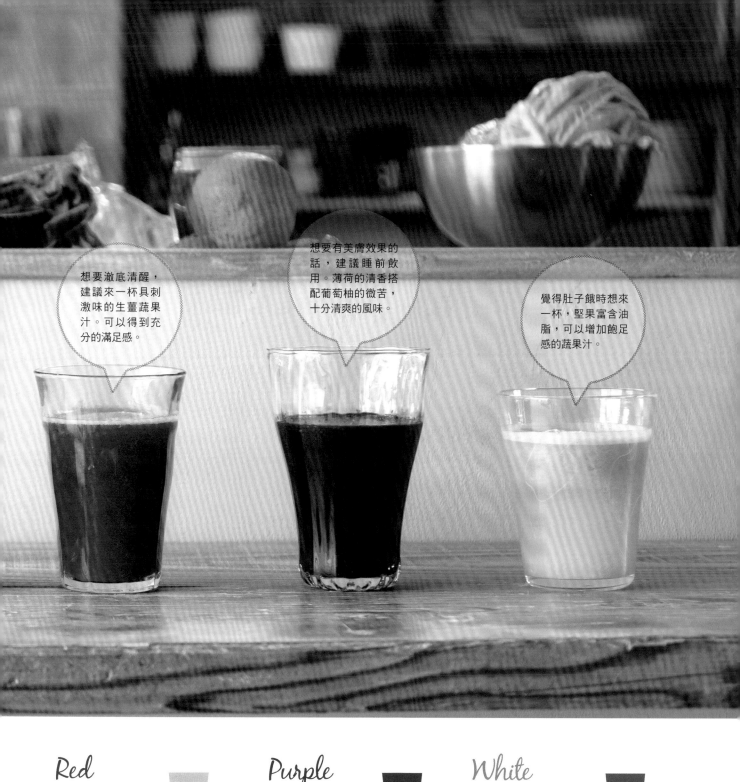

想要澈底清醒，建議來一杯具刺激味的生薑蔬果汁。可以得到充分的滿足感。

想要有美膚效果的話，建議睡前飲用。薄荷的清香搭配葡萄柚的微苦，十分清爽的風味。

覺得肚子餓時想來一杯，堅果富含油脂，可以增加飽足感的蔬果汁。

Red

飲用時間
早晨

【材料】
蘋果…1個
甜菜根…1個
香芹…1株
生薑…1節
龍舌蘭糖漿…依喜好

Purple

飲用時間
就寢前

【材料】
紫甘藍…1/2個
葡萄柚…1個
生薑…1節
薄荷…2把
龍舌蘭糖漿…依喜好

White

飲用時間
晚上

【材料】
白花椰菜…1/2個
蕪菁…2個
香蕉…1根
生腰果（事先浸泡）…5大匙
水…200ml
鹽…少許

089

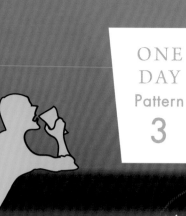

體內環保，淨化排毒
5 Colors + Combination of the TWO

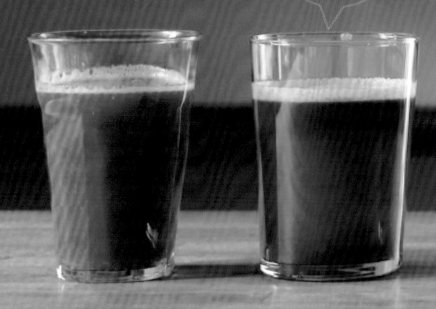

令人心情愉快的美麗紅色。具提升抗氧化作用與新陳代謝的功用，建議睡前喝這一杯。

具有非常不錯的排毒效果，但最好不要在出門前飲用。

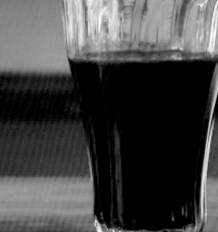

只需要2種食材的簡單食譜，能有效淨血、消除疲勞、減重、整腸、排毒！

Red

【材料】
紅椒…1個
覆盆子…15顆
檸檬…1又1/2個
薄荷…1把

飲用時間
中午&晚上

Green

【材料】
小松菜…2株
芝麻菜…5株
香菜…1株
柳橙…1個
檸檬…1個
薄荷…3g

飲用時間
早晨

Two

【材料】
甜菜根…1個
葡萄…10顆

飲用時間
整天

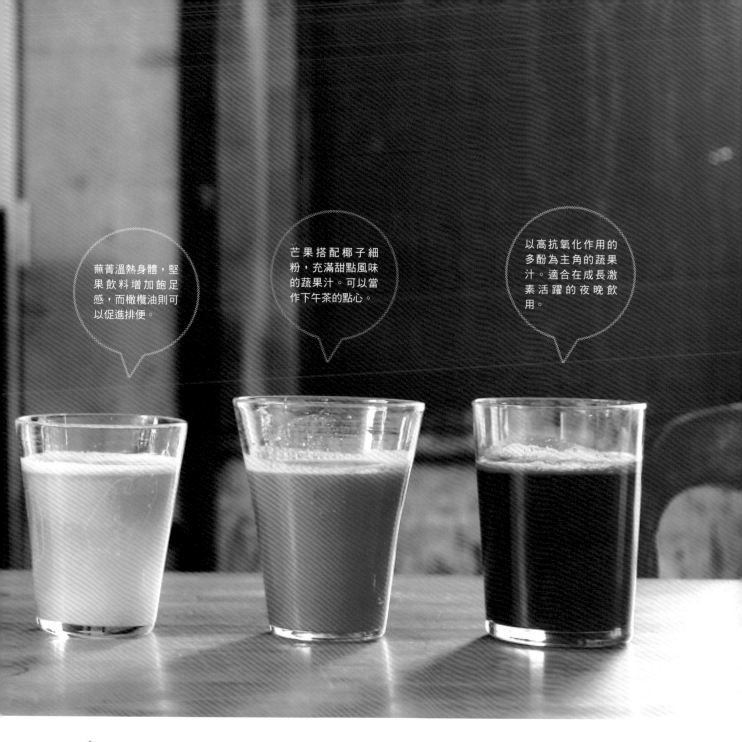

蕪菁溫熱身體，堅果飲料增加飽足感，而橄欖油則可以促進排便。

芒果搭配椰子細粉，充滿甜點風味的蔬果汁。可以當作下午茶的點心。

以高抗氧化作用的多酚為主角的蔬果汁。適合在成長激素活躍的夜晚飲用。

White

【材料】
蘋果…1個
蕪菁…2個
生杏仁（事先浸泡）…2大匙
水…200ml
特級初榨橄欖油…少許

飲用時間
早晨

Yellow&Orange

【材料】
胡蘿蔔…1根
芒果…1個
高麗菜…1/4個
檸檬…1/2個
椰子細粉…少許

飲用時間
下午

Purple

【材料】
紫甘藍…1/2個
葡萄…10顆
蘋果…1個
檸檬…1個

飲用時間
晚上

活用蔬果渣食譜

RE
USE

　　使用大量的蔬菜和水果製作而成的冷壓蔬果汁。事實上，第一次製作冷壓蔬果汁，最令人感到驚訝的是壓榨完所產生的大量蔬果渣。如果直接丟棄的話，那蔬果渣就成了垃圾，但如果活用蔬果渣那種纖維口感的話，就可以變身成燉菜料理、蔬菜湯、沙拉醬等等。

　　一邊製作冷壓蔬果汁，一邊研究活用蔬果渣的食譜也是一件非常有趣、愉快的事。既然有心做些對身體有益的事，就讓我們同時也盡一份心力好好愛護地球。

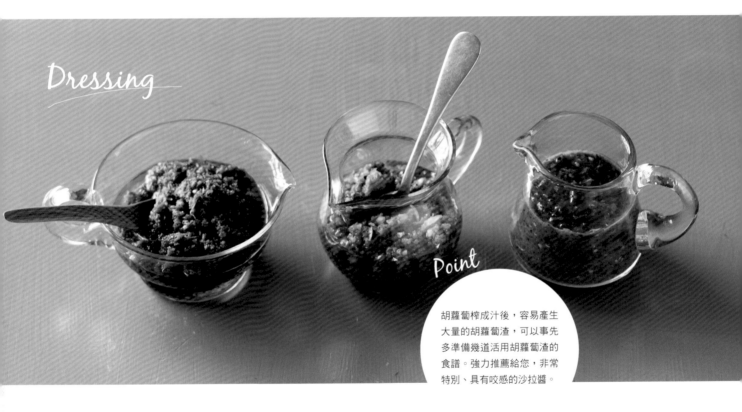

Dressing

Point

胡蘿蔔榨成汁後，容易產生大量的胡蘿蔔渣，可以事先多準備幾道活用胡蘿蔔渣的食譜。強力推薦給您，非常特別、具有咬感的沙拉醬。

紫甘藍沙拉醬

【材料】容易製作的分量
紫甘藍渣…60g（1/4個量）
洋蔥（切碎）…1/2個
A ─ 特級初榨橄欖油…10大匙
　　白葡萄酒醋…2大匙
　　黑胡椒…1小匙
　 └ 小茴香（Cumin）…1小匙

【製作方法】
1 將A放入攪拌盆中，以打蛋器攪拌至乳化。
2 將其他所有食材加入步驟1裡面，充分攪拌均勻。

胡蘿蔔沙拉醬

【材料】容易製作的分量
胡蘿蔔渣…60g（約350g量）
紅洋蔥（切碎）…1/4個
黑橄欖（切碎）…10g
番茄乾（切碎）…10g
A ─ 特級初榨橄欖油…10大匙
　　醋…2大匙
　　鹽…2小匙
　 └ 黑胡椒…適量

【製作方法】
1 將A放入攪拌盆中，以打蛋器攪拌至乳化。
2 將其他所有食材加入步驟1裡面，充分攪拌均勻。

菠菜沙拉醬

【材料】容易製作的分量
菠菜渣…30g（約160g量）
鹽昆布…5g
焙炒芝麻…1小撮
A ─ 胡麻油…10大匙
　　醋…2大匙
　　鹽…2小匙
　 └ 醬油…1小匙

【製作方法】
1 將A放入攪拌盆中，以打蛋器攪拌至乳化。
2 將其他所有食材加入步驟1裡面，充分攪拌均勻。

堅果飲料是人間美味,而
且榨成汁所剩餘的堅果渣
也別有一番風味。搭配搗
成泥的馬鈴薯和洋蔥,嶄
新的美味呈現在眼前。

Soup

堅果湯

【材料】4～6人份
堅果類榨成汁剩餘的渣…80g
洋蔥(切薄片)…1/2個
馬鈴薯…2個
特級初榨橄欖油…1大匙
水…500ml
粗鹽…1小匙
鹽…適量
胡椒…適量

【製作方法】
1 馬鈴薯削皮,切成一口大小,浸泡在水裡5
　分鐘左右,撈起來放在竹簍裡瀝乾。
2 將洋蔥和特級初榨橄欖油倒進鍋裡,以中
　火拌炒。洋蔥軟了之後,加入步驟1和堅果
　渣,繼續拌炒1分鐘左右,然後加水。水滾
　後加入粗鹽,轉為小火。蓋上鍋蓋燜煮20
　分鐘。
3 步驟2放涼後,以果汁機攪拌均勻。
4 再放回鍋裡加熱,以鹽和胡椒調味。

蘋果甜菜根湯

【材料】容易製作的分量
A ┌ 蘋果渣…80g(1/2個量)
　└ 甜菜根渣…80g(1個量)
洋蔥(切薄片)…1/2個
大蒜(切碎)…1瓣
生薑(切碎)…1節
特級初榨橄欖油…1大匙
蔬菜湯粉…依包裝上的使用分量
水…500ml
鹽…適量
胡椒…適量
酸奶油…適量

【製作方法】
1 將洋蔥和特級初榨橄欖油倒進鍋裡,以中火
　拌炒。洋蔥軟了之後,加入大蒜和生薑。爆
　香後加入A,邊炒邊攪拌,然後加水。
2 步驟1沸騰後,加入蔬菜湯粉,蓋上鍋蓋燜
　煮10分鐘。
3 步驟2放涼後,以果汁機攪拌均勻。
4 再放回鍋裡加熱,以鹽和胡椒調味。
5 裝在容器中,依個人喜好添加酸奶油。

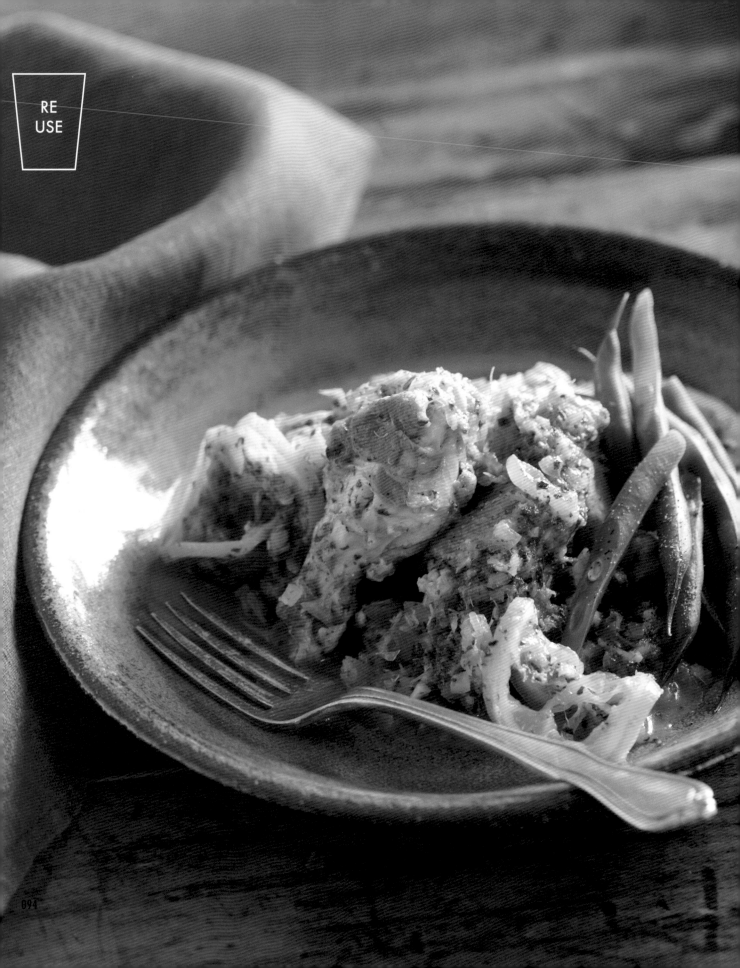

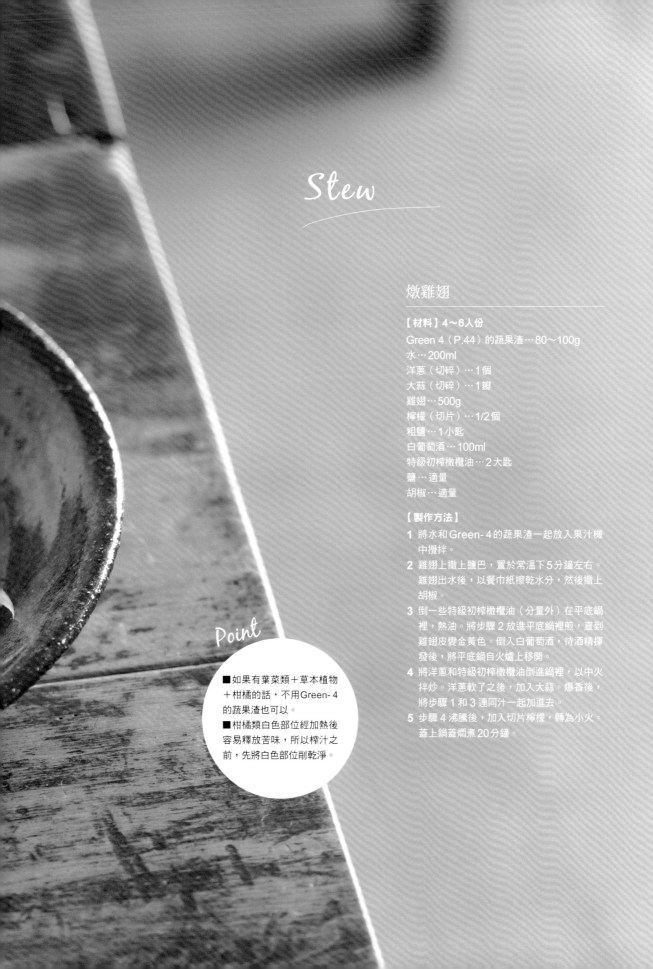

Stew

燉雞翅

【材料】4～6人份
Green 4（P.44）的蔬果渣…80～100g
水…200ml
洋蔥（切碎）…1個
大蒜（切碎）…1瓣
雞翅…500g
檸檬（切片）…1/2個
粗鹽…1小匙
白葡萄酒…100ml
特級初榨橄欖油…2大匙
鹽…適量
胡椒…適量

【製作方法】
1 將水和Green- 4的蔬果渣一起放入果汁機中攪拌。
2 雞翅上撒上鹽巴，置於常溫下5分鐘左右。雞翅出水後，以餐巾紙擦乾水分，然後撒上胡椒。
3 倒一些特級初榨橄欖油（分量外）在平底鍋裡，熱油。將步驟 2 放進平底鍋裡煎，直到雞翅皮變金黃色。倒入白葡萄酒，待酒精揮發後，將平底鍋自火爐上移開。
4 將洋蔥和特級初榨橄欖油倒進鍋裡，以中火拌炒。洋蔥軟了之後，加入大蒜。爆香後，將步驟 1 和 3 連同汁一起加進去。
5 步驟 4 沸騰後，加入切片檸檬，轉為小火。蓋上鍋蓋燜煮20分鐘。

Point

■如果有葉菜類＋草本植物＋柑橘的話，不用Green- 4的蔬果渣也可以。
■柑橘類白色部位經加熱後容易釋放苦味，所以榨汁之前，先將白色部位削乾淨。

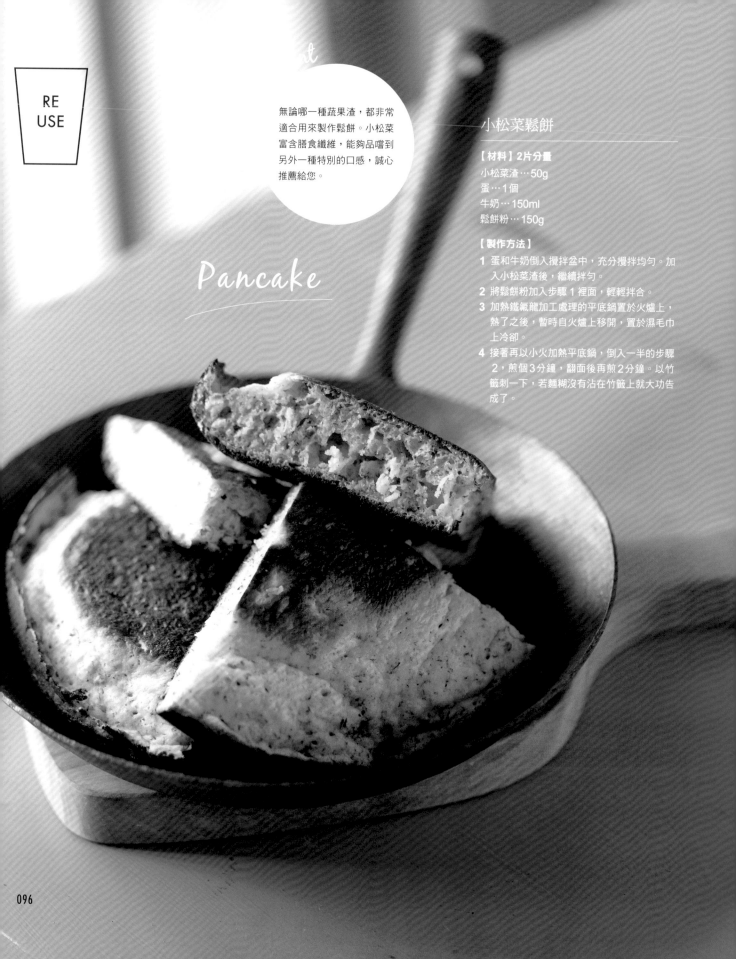

Pancake

無論哪一種蔬果渣，都非常
適合用來製作鬆餅。小松菜
富含膳食纖維，能夠品嚐到
另外一種特別的口感，誠心
推薦給您。

小松菜鬆餅

【材料】2片分量

小松菜渣⋯50g
蛋⋯1個
牛奶⋯150ml
鬆餅粉⋯150g

【製作方法】

1 蛋和牛奶倒入攪拌盆中，充分攪拌均勻。加
   入小松菜渣後，繼續拌勻。
2 將鬆餅粉加入步驟 1 裡面，輕輕拌合。
3 加熱鐵氟龍加工處理的平底鍋置於火爐上，
   熱了之後，暫時自火爐上移開，置於濕毛巾
   上冷卻。
4 接著再以小火加熱平底鍋，倒入一半的步驟
   2，煎個3分鐘，翻面後再煎2分鐘。以竹
   籤刺一下，若麵糊沒有沾在竹籤上就大功告
   成了。

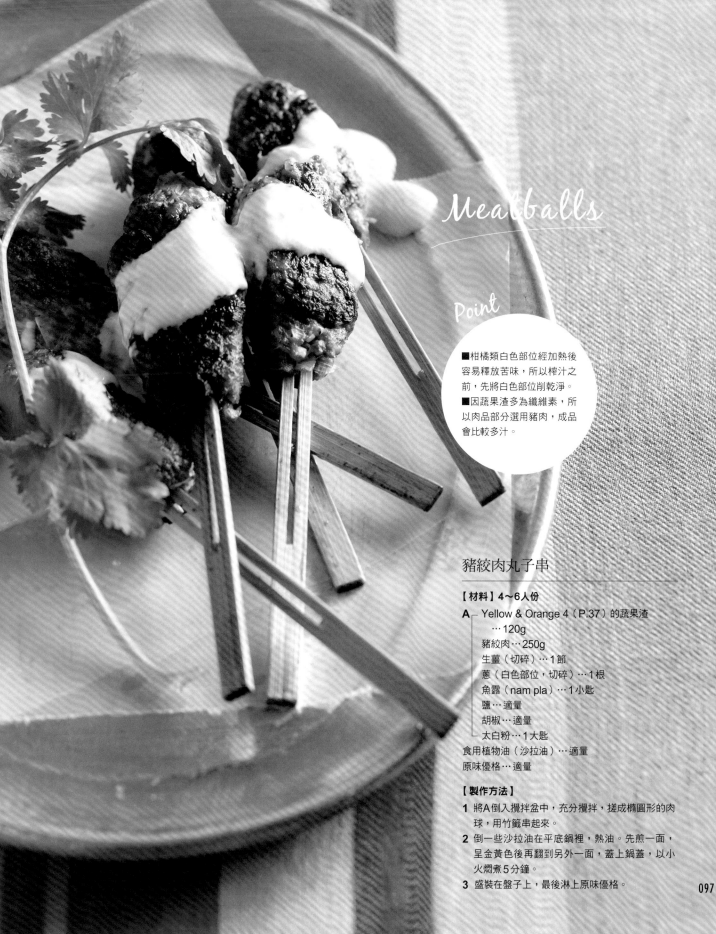

Meatballs

Point

■柑橘類白色部位經加熱後容易釋放苦味，所以榨汁之前，先將白色部位削乾淨。
■因蔬果渣多為纖維素，所以肉品部分選用豬肉，成品會比較多汁。

豬絞肉丸子串

【材料】4～6人份

A ─ Yellow & Orange 4（P.37）的蔬果渣
　　　…120g
　　豬絞肉…250g
　　生薑（切碎）…1節
　　蔥（白色部位，切碎）…1根
　　魚露（nam pla）…1小匙
　　鹽…適量
　　胡椒…適量
　─ 太白粉…1大匙
　食用植物油（沙拉油）…適量
　原味優格…適量

【製作方法】

1 將A倒入攪拌盆中，充分攪拌，搓成橢圓形的肉球，用竹籤串起來。

2 倒一些沙拉油在平底鍋裡，熱油。先煎一面，呈金黃色後再翻到另外一面，蓋上鍋蓋，以小火燜煮5分鐘。

3 盛裝在盤子上，最後淋上原味優格。

Curry

咖哩

【材料】4～6人份
Red 2（P.27）的蔬果渣…100～150g
雞絞肉…600g
番茄（罐裝，切方塊）…400ml
奶油…40g
小茴香（Cumin）…1大匙
A ┌ 洋蔥（切碎）…1個
  │ 生薑（切碎）…1節
  └ 大蒜（切碎）…1瓣

B ┌ 紅辣椒（去籽）…1根
  │ 咖哩粉…2大匙
  │ 印度綜合辛香料（Garam masala）
  │   …1大匙
  │ 薑黃…1小匙
  └ 香菜粉…1小匙
水…600ml
雞骨湯粉…1小匙
粗鹽…1小匙
鹽…適量
胡椒…適量
薑黃飯…適量
綜合生菜葉（有的話）…適量

【製作方法】
1 奶油放進鍋裡加熱，快炒一下小茴香籽。爆香後，將A倒進鍋裡，以中火熱炒15～20分鐘。
2 加入B，有香味後加入雞絞肉一起炒。
3 加入蔬果渣和番茄，以壓碎般的方式邊炒邊攪拌。加入水、雞骨湯粉、粗鹽，煮沸後蓋上鍋蓋，以小火燜煮20分鐘。
4 試味道，以鹽和胡椒調味。
5 將薑黃飯盛裝在盤子上，淋上步驟4。最後擺上綜合生菜葉。

Point

非常細碎的蔬果渣是燉煮料理的最佳拍檔。添加許多辛香料的咖哩能夠促進新陳代謝，有助於打造健康漂亮的身體。

薑黃飯

【材料】4～6人份
米…3杯
A ┌ 水…540ml
  │ 薑黃粉…1小匙
  │ 沙拉油…1大匙
  │ 白荳蔻（整粒）…2粒
  └ 月桂葉…1片

【製作方法】
1 洗米後，置於竹簍上10分鐘左右，瀝乾水氣。
2 將步驟1和A放入厚底鍋中，充分攪拌均勻。
3 以中火加熱步驟2，沸騰後蓋上鍋蓋，以小火炊飯12分鐘。熄火後繼續蒸煮10分鐘。

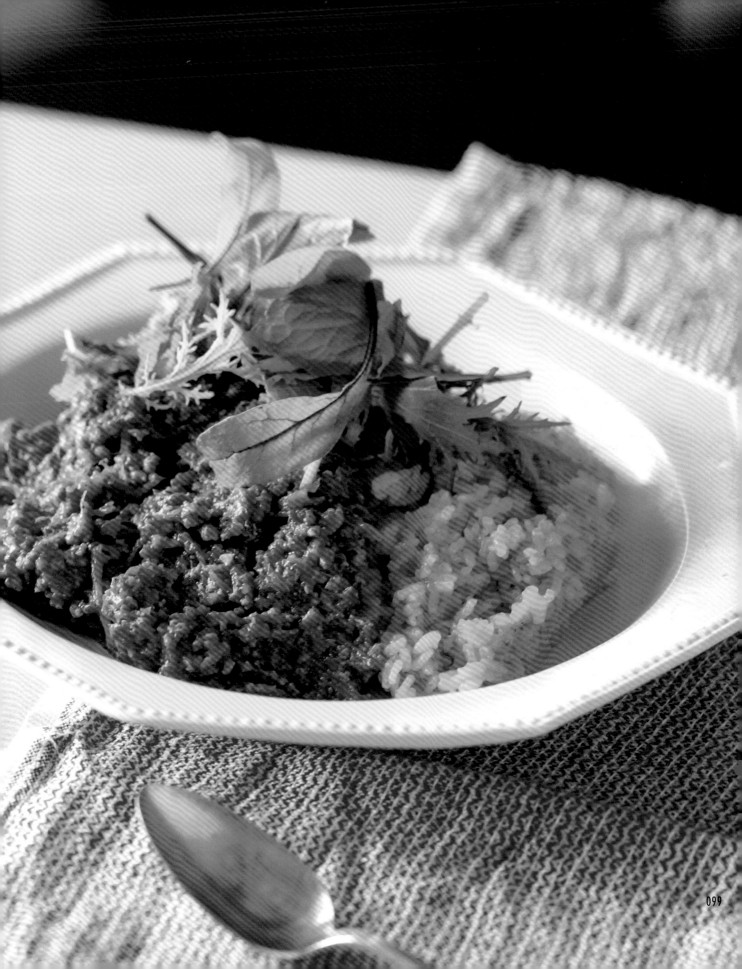

Juice Materials INDEX 冷壓蔬果汁食材索引

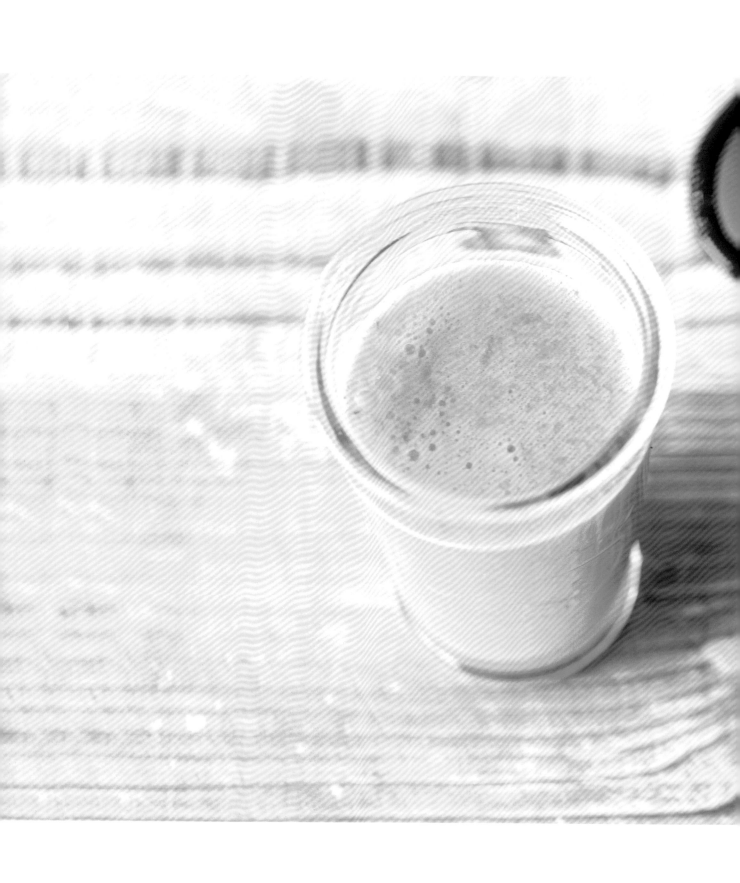

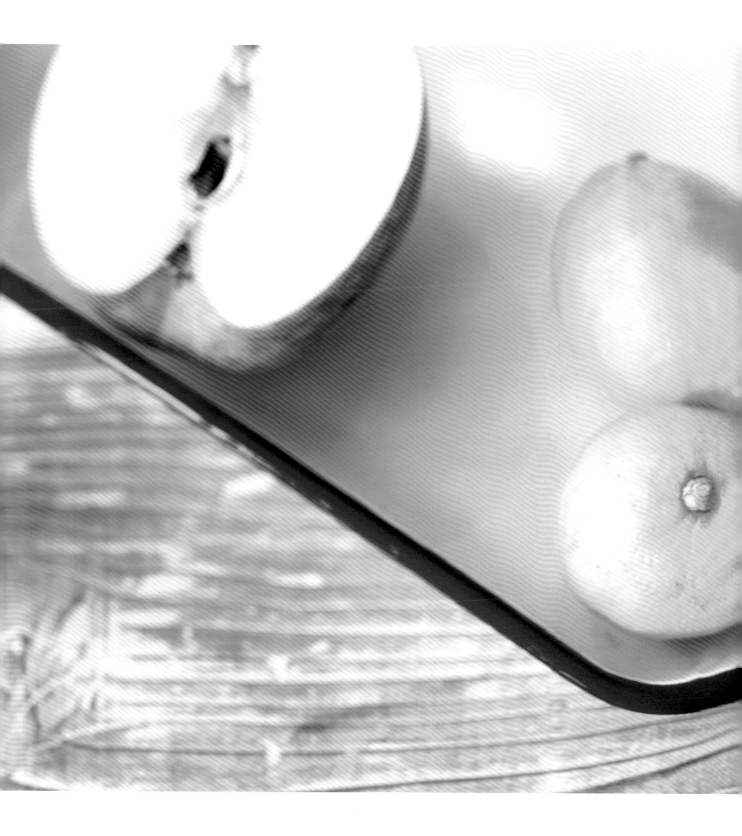

PROFILE

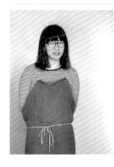

岩本惠美子

經歷多年美容、設計相關工作後，目前全心投入料理世界。現為DEAN & DELUCA超市的統籌。負責活動中的料理菜單設計、甜點採購等與食物相關的所有業務。對有機、低卡食物很感興趣，透過與在地無農藥農家的接觸，以及本身對於衝浪、爬山的興趣，愈發感受食物與大自然的密不可分。目前以Thymons身分每個月於「gallery & rental space」舉行使用當地蔬菜的「5156 LUNCH」與烹飪教室「ON the TABLE」。著作有《第一本現打濃醇香豆漿精力湯》（瑞昇文化）、《おいしい野菜レシピ》（文化出版局）、《野菜が主役ベジつまみ》（旭屋出版）、《持ちより＆差し入れレシピ》（產業編集中心）等。

http://www.thymons.jp

TITLE

新鮮冷壓蔬果汁 10種營養素在這杯！

STAFF

出版	瑞昇文化事業股份有限公司
作者	岩本惠美子
譯者	龔亭芬

總編輯	郭湘齡
責任編輯	黃美玉
文字編輯	黃思婷　莊薇熙
美術編輯	謝彥如
排版	二次方數位設計
製版	昇昇興業製版股份有限公司
印刷	桂林彩色印刷股份有限公司
法律顧問	經兆國際法律事務所　黃沛聲律師

戶名	瑞昇文化事業股份有限公司
劃撥帳號	19598343
地址	新北市中和區景平路464巷2弄1-4號
電話	(02)2945-3191
傳真	(02)2945-3190
網址	www.rising-books.com.tw
Mail	resing@ms34.hinet.net

初版日期	2016年6月
定價	300元

國家圖書館出版品預行編目資料

新鮮冷壓蔬果汁：10種營養素在這杯! / 岩本惠美子著；龔亭芬譯. -- 初版. -- 新北市：瑞昇文化, 2016.04
104面；25.7 X 21公分
ISBN 978-986-401-092-9(平裝)
1.食療 2.果菜汁

418.915　　　　　　　　　　　　105004079